納得できる
最期のために

「在宅死」という選択

在宅医療専門医
中村明澄

大和書房

はじめに

私は、千葉県八千代市で在宅療養支援診療所を開業している医師です。

「できるだけお家で過ごしたい」という患者さんを最大限支えるのが私の仕事です。私の患者さんは、病気はさまざまですが、中には死期が近づいている終末期の方もいらっしゃいます。

「病気や障がいを抱えていても、自分らしく過ごしたい」「住み慣れた場所で最期を迎えたい」。

そんな願いをできるかぎり叶えたいという思いで、日々、患者さんたちのご自宅を訪問しています。

私が在宅医になると決めたのは研修医時代。「家に帰りたい」と願った終末期がん患者さんの願いを、在宅医がいないために、叶えられなかったことがきっかけです。「家に帰りたい」「家で過ごしたい」「家で亡くなりたい」と願う患者さんの希望を、医療者側の理由でなくすことがあってはならない。そう思って在宅医の道を選択しました。

24時間３６５日の体制で訪問する在宅医になって10年。

今では年間１００名以上の患者さんたちの最期を見送るようになりました。

生き方が人それぞれであるように、死に方、つまり「逝き方」も本当に人それぞれです。ひとつとして同じ生き方・逝き方はありません。

みなさんは自分がどんなふうに死を迎えたいか、考えてみたことはあるでしょうか？　もしかしたら、死ぬことなんて思い浮かべるのもイヤだという方もいるかもしれません。

けれども、どんな人も、自分や大切な人の死から逃れることはできません。生と死は地つづきですから、生きていれば必ずやってきます。ですから、その死とどう向き合うかを考えることは、生き方を選択するのと同じくらい大切なことだと思うのです。

生き方に正解がないように、逝き方にも正解はないと思います。それでも、ご本人上の最期に立ち会うなかで、そう確信するようになりました。

と残される人たちにとっての「ベスト」はある——在宅医としてこれまで800名以上の最期に立ち会うなかで、そう確信するようになりました。

終活という言葉がありますが、生き方を考えるように、自分の逝き方についても考えていただき、その最期の時間を、できるかぎり納得のいくものにしてほしいと思っています。

あえて「できるかぎり」としたのは、後悔ゼロの完璧な最期を求めすぎると無理をして、結局ひずみが出てくるからです。ある程度肩の力を抜いて、「ぼちぼち、よかったかな」と思えるあたりを目指していきましょう。

そこで、まずみなさんに知っていただきたいのが、最期の時間の過ごし方には選択肢があるということ。どこで、どう過ごしたいのかは、自分で決めていいということです。

病院だけでなく、自宅で最期を迎えることもできます。あるいは、「暮らし慣れた自宅で療養したけれど、最期は病院や施設のほうが安心だ」という選択肢だって、もちろんあります。

一人ひとり、それぞれのベストな逝き方があるはずです。「納得できる最期」のあり方は、一人ひとり違っていいのです。


コロナ禍を経て、人と人とのつながり方や死生観について、あらためて考えを巡らせている方も多いかもしれません。実際、病院では面会がほとんどできないため、自宅療養を希望する人が増えています。

本書では、私が終末期の患者さんやご家族に関わり、さまざまな「逝き様＝生き様」を目にするなかで見えてきた、「納得できる最期」についてお話ししていきたいと思います。

ご自分やご家族がどのような最期を望むのか、残りの人生をどう生きるのか――。本書でご紹介するエピソードを、自分らしい生き方、逝き方を考えるきっかけにしていただけたら幸いです。

「在宅死」という選択　目次

第2章

逝き様は生き様
——看取りから見えること

第4章 「納得いく最期」を迎えるための11の条件

第5章 ここが知りたい 在宅医療Q&A

本書の情報は、２０２１年3月現在のものです。また、プライバシー保護のため、エピソード中の病名などは一部変更してあります。ご了承ください。

序章

暮らしのなかにある医療

――「在宅医療」に出会うまで

生活の場でも、医療はできる

私が医師を志したのは、かかりつけの小児科医との出会いがきっかけです。

水ぼうそうと診断され幼稚園を休むよう言われた私は、皆勤賞がほしいがために「水ぼうそうじゃないから、幼稚園には行けるの！」と口答えをしました。

そんな私に、先生は「じゃあ、ぼくと競争しようか。明日になってポツポツが増えたら水ぼうそうだからぼくの勝ち。増えなかったらぼくの負けね。もしぼくが負けたら肩ぐるまで病院を2周してあげよう」と話してくれて私はご機嫌で帰宅しました。

もちろん水ぼうそうで、翌日しっかりポツポツは増えていました。でも、子ども扱いせずに、私の言い分をしっかり聞いて対応してくれたことが、子ども心にとてもうれしかったのをよく覚えています。

こんなふうに相手の話をしっかり聞いて、温かく対応できるお医者さんになりたい

――この記憶が私を医師の道へと向かわせる原動力になりました。

その後、小学5年生のときに、私と同じ沖縄出身で、先天性胆道閉鎖症という病気を患った女の子がアメリカで肝臓移植を受けて生還したという話を、たまたま書店で見つけた本で知りました。

当時の日本では脳死が認められていなかったため、肝臓移植をするためには海外に渡るしか方法がなかったのです。

本に綴られていた「日本でも、技術はあるが、脳死が認められていないため手術ができない」という東京女子医大の消化器外科の医師の言葉に感銘を受け、将来は絶対にこの大学に行って、日本での肝臓移植実現に向けて役に立てる医師になるんだと、すっかり心を決めていました。

在宅医療との出会い

それなのに、今、私が在宅医療を専門としている理由は、大学2年生のときのある体験にさかのぼります。

地域医療を学ぶサークルの夏合宿で、新潟県の山村に暮らす80代のご夫婦のお宅を訪問する機会がありました。

このご夫婦には、なかなか安否確認ができないという問題がありました。電話で安否確認をしようにも、妻は耳が遠いため電話の音に気づくことができず、夫は脳梗塞による麻痺でベッド上から動くことができず電話に出られない。

どうしたら、このご夫婦の今の暮らしを尊重しながら安否確認ができるのか――お隣までは車で5分かかるものね。親戚も遠方だし、じゃあ電話に光る機能をつけたら奥さんが気づけるかな。それとも1日1回ハンカチを木に結んでもらうことにする？――と、保健師や民生委員の方々が熱い議論を交わす姿に、なんだか胸が熱くなりました。

病気やケガを治すだけではなく、命や暮らしそのものを守るための医療もある。安心して療養生活を送れるように支えていくこともまた医療者の役割だと気づかされました。その頃から在宅医療に関わる道を漠然と考えるようになっていきました。

「医療＝病院で受けるもの」だけではない

「安否確認だけでも大変、一番近くの診療所までは車で1時間、日常生活の買い物も大変」というこのご夫婦の生活を目の当たりにして、なんとも振り切れやすい性格の私は「この地域に住み込んで家政婦としてこのおふたりの生活を支えたい！」とまで思ったほどでした。ですが保健師さんに「せっかく医学部に受かったんだから、ちゃんと医者になって地域に貢献してちょうだい」と止められて今があります。

大学5年生の実習で、在宅医療の現場に初めて触れる機会がありました。訪問診療に同行したお宅で、驚きの光景を目にしました。

そこでは点滴や採血といった医療行為が、病院と同じように行われていたのです。当時の私は、そうした医療行為は病院でしかできないと思い込んでいたので衝撃をうけました。

ご家族がティッシュの箱を使って手作りしたガーゼ入れや、ハンガーを折り曲げて作った点滴棒などがあって、暮らしのなかに医療が同居しているという様子が、とても新鮮でした。

「医療＝病院で受けるもの」という概念が、壊された瞬間でもありました。

病院が医療主体の場であるのは当たり前ですが、生活の場に医療が溶け込んでいる光景に、惹きつけられたのです。

訪問診療にお伺いしたお宅は都心にあり、山村など医療の手が届きにくい地域だったわけでもありません。個々の暮らしに溶け込んだ医療があること、それを必要としている人もたくさんいるのだという現実を知り、在宅医療への思いがますます高まっていました。

具合が悪いのに、優しくしてもらえない？

学生生活も後半にさしかかり、臨床実習がはじまりました。実際の臨床現場は、私が思い描いていたものとは違っていました。

最初に担当した70代の患者さんが高熱を出したときのこと。採血を何本もとって、ＣＴやレントゲンも撮ってと、あらゆる検査をしなくてはなりません。

もちろん医学的には当然のことですが、当時の私にとっては疑問でいっぱいでした。自宅にいれば、家族に優しくしてもらってゆっくり寝ていられるところを、病院では、具合が悪くなると検査の連続で、さらにつらい思いをしなくてはならないのか——と。

病院は病気を治すところであり、具合が悪い原因をつきとめて治療するためには、検査を行わなければはじまりません。このときの私の疑問は、医学的にはもちろん不適切です。

それでも、殺風景な白い壁の病室で、隣の患者さんにも気を遣いながら毎日を過ごすのではなく、もう少し温かい空間で、余計な気を遣わず、優しくされながら病気と向き合うことはできないだろうかと思わずにはいられませんでした。

なぜ、最期を一緒に過ごせないのか？

実習で担当した入院中の患者さんで、がん終末期の20代の患者さんがいました。彼はもういつ亡くなってもおかしくないという状態で、ご家族も婚約者もみんなそろって、いつも患者さんに付き添っていました。

しかし、いよいよというとき、モニターの心電図が変化したところで医療者が部屋に入ると、入れ替わりにご家族は部屋の外に案内され、中では心肺蘇生がはじまりました。心臓マッサージ・気管挿管が行われましたが、救命することはできず患者さんはそのまま亡くなりました。

1時間近くたって、「ご臨終です」とご家族は再度、部屋の中に案内されました。「あのまま手を握っていてほしかったんじゃないかな……」と、涙がとまりませんでした。

あの時点で心肺蘇生を行っても助からないことは医師にはわかっていたのではないだろうか。なぜご家族を外に出してまで心肺蘇生しなくてはならないのか。ご家族も婚約者もすぐそこにいたのに、側に一緒にいることができなかった……。悲しさと虚しさで胸が張り裂けそうな気持ちでした。

人は誰でも、死ぬときにはたったひとりだという事実は変えられません。それでも、大切な人に手を握ってもらって見守られながら最期を迎える選択肢があってもいいのではないかと思わずにはいられませんでした。

医者になったのに、病気が治せない

医学部を無事に卒業し、いよいよ本格的に医療に携われると奮起した医師1年目。私を待っていたのは、挫折と苦悩の日々でした。

教科書で学んできたのは、もちろん病気の診断と治し方です。しかし実際の患者さんを目の前にすると、まず診断することが本当にむずかしい。症状は教科書どおりというわけでなく、あらゆる可能性を考え、診断にたどり着かなくてはなりませんし、診断できなければ当然、治療法も決まりません。

また、診断して治療をしたとしても、教科書のように治ってくれるとは限りません。想像以上に完治できる病気が少なく、病気の人を助けたくて医師を目指したのに、その思いを根本から揺さぶられました。

せめて話を聞こうと病室を訪れてみるものの、人生の大先輩である患者さんを前に十分な話し相手になることもできないのです。

あるとき、終末期の患者さんに聞かれたことがあります。「私、死ぬのかしら？」。言葉を返せませんでした。医師になったのに、治らない人、死に行く人に何もできない――自分にできることが何なのかわからずに悶々とする日々がつづきました。

何も知らずに亡くなってしまっていいの？

患者さんが病院で亡くなっていく姿を見る機会が増えるにつれ、私の疑問はさらに深まっていきました。

今でも忘れられないのは、研修医になったばかりの頃に出会った、すい臓がんの患者さんです。39歳で働き盛りの会社員の男性でしたが、私がお会いしたときにはすでに終末期。お腹に水が溜まって歩くのもやっとという状態でした。

「会社に行きたいので、腹水を抜いてください。頑張って働いてお金を貯めて、元気になったら苦労をかけた妻を海外旅行に連れて行きたいんです」

ご本人はそうおっしゃっていました。すでに余命が1〜2か月という時期でしたが、奥さまも主治医も、完治できないことや余命だけでなく、病名を伝えることすら躊躇されていました。

彼は、まさか自分がこのまま死ぬとは思っていないでしょうし、頑張ってさえいれば、いつかよくなって旅行できる日が来る。そう信じてつらい治療に堪えながら、体にむちを打って会社に行きつづけていたのです。

しかし病状はどんどん悪化し、海外どころか国内旅行にも行けずに亡くなってしまいました。自分の病状を知らぬまま、がむしゃらに働いて亡くなっていった無念さを思うとやり切れない気持ちでした。

どんなにつらい事実でも、知っていたほうが納得のいく最期を送れるのではないか――そう思った経験でした。それと同時に「もう治せない」という事実を医師が伝えられないことで、患者さんの貴重な時間を犠牲にしてしまう可能性があることも知ったのです。

二十数年前の当時と比べれば、現在は、がんの告知は一般的になってきました。

それでも、ご本人に伝えるのは病名や、完治が難しいということにとどまることが多く、最期が迫っているというときに、その余命をはっきり知らせることは全例ではありません。

もちろん、亡くなっていくすべての人に余命を宣告すべきだとは思いませんが、病状を知らないがために最期の時間の使い方をあやまってしまう患者さんがいるのも悲しい現実です。

事実を伝えないやさしさも、たしかにあるのかもしれません。ですが、事実を知らなければ、逝き方を選ぶこともできませんし、残りの時間でやっておきたいことも、できなくなってしまうのではないでしょうか。

最期の時間の過ごし方にもっと選択肢があっていいはずだ――この事例が、私自身の医師としての進路を決めるうえで、大きな契機になったのです。

「お願いだから、お家で死なせて」

研修医時代に、ある患者さんからこう言われたことがありました。

白内障の手術のために病院にやってきた94歳の女性でしたが、検査中に胃がんがみつかったのです。

すでに末期で、治療ができる段階ではなく、病院でできることはもうない状態でしたから「それじゃあ、病院にいても意味がないね」とご本人も納得し、退院して自宅で最期を迎えることを希望していました。

お子さんたちも「ぜひ自宅で最期まで過ごそう」と協力的で、恵まれた環境でした。それなのに結局、ご自宅に戻ることが叶わなかったのです。

そのわけは、在宅医が見つからなかったから。それだけの理由でした。

在宅医がいなければ、自宅での症状コントロールができませんし、急な事態にも対応できないため、自宅には帰れないのです。私にはどうにもできない状況に歯がゆさを感じました。

ご家族は「訪問してくれる先生がいないんだからしょうがないよ、帰れないなりになんとかしよう」と言ってくださる前向きな方たちで、最期の看取りは、病院の個室での穏やかな時間になりました。

それでも、在宅医が見つからないという理由だけで、終末期の患者さんたちの最期の希望を叶えられない状況は、深刻だと思いました。正しい病状理解と整った療養環境があったにもかかわらず、医療者側の問題で、ご本人の「帰りたい」を叶えられなかったのです。

自宅で最期を迎えたい希望を叶えることはできないのか。患者さんが望む逝き方を支えていきたい思いが、さらに強まっていきました。

私にも、できることはある

学生時代に、スウェーデンの病院を見学する機会がありました。

その光景はとにかく衝撃的でした。病院内に、カフェや談笑するスペースがあったり、アートの展示会やイベントも開催されていました。カラフルなワゴンの売店もあって、病院内は色鮮やかなひとつのコミュニティのようでした。

人々の生き生きとした暮らしが、そのままそこにあるような空間に目をみはったものです。病院だけでなく町のクリニックも、まるで誰かのお宅のような温かくておだやかな雰囲気でした。

一方、当時の日本の病院といえば、病気と闘う神聖で荘厳な場というイメージでしたから、生活感とは無縁で、白一色の清潔で殺風景な空間が当たり前。すべてが正反対でした。

病気だからといって、死期が近いからといって、日常の生活や喜びから引き離される必要はない。アートや音楽など暮らしのなかにある喜びも、欠かせない大切な治療の一部であるということを、肌で感じた体験でした。

研修医になって何もできずに落ち込んでいたころ、このスウェーデンでの光景を思い出し、自分の所属する病院でミュージカルを企画しました。

研修医仲間を誘って自分たちが出演したのですから、素人演技ではありましたが、それでも患者さんたちからの「ありがとう」をたくさんいただきました。劇場に行けない入院患者さんから、「みなさんの熱演で活力が湧いた」と言っていただいたことが、何よりの喜びでした。

医師になったとしても、すべての病気を治すことはできないですし、誰しもに訪れる死を避けて通ることもできません。その現実を目の当たりにして途方にくれていた私でしたが、ミュージカル観劇後の患者さんの笑顔を見ながら、自分にできることを少しずつ積み上げていこうと、逆に私の方が勇気をもらった瞬間でした。

病気と向き合いながらも、少しでも楽しい時間をもってもらおうと、NPO法人キャトル・リーフとして、病院や高齢者福祉施設、特別支援学校などでミュージカルを上演する活動を今も続けています。

そして私自身はさらに「病院ではない場所での医療の可能性」を模索する道を選択することにしたのです。

在宅医になって約10年、今お伝えしたいこと

私が研修医だった20年前には、病気や障がいを抱えたときに過ごす場所は限られていました。最期の時間が近くなったとき、逝き方やその場所を選ぶことはなかなか叶わない現実があったのです。けれども今はいろいろな選択肢があると思います。

病気や障がいを抱えながら、住み慣れた自宅で十分生活が続けられますし、自宅で

最期まで過ごしたいと思ったら、ご自宅で亡くなる在宅死を選択できます。おひとり暮らしの在宅死も可能です。まずは、みなさんにその選択肢を知っていただけたらと思います。

２０００年に介護保険制度が創設され、２００6年に在宅療養支援診療所が制度化され、ここ20年の在宅医療の進化はめざましいものがあったと思います。

本書では「自宅で療養生活をおくるとはどういうことなのか」「在宅死を叶えたいと思ったらどうしたらいいのか」、みなさんにお伝えしていきたいと思います。

この世に生をうけた以上、いつかは死に向き合うときがきます。そのときがいつやって来るかは誰にもわかりませんが、自分の望む場所で自分らしい逝き方を選ぶことが可能な時代になりました。

その時にそなえて、自分らしい生き方を考えるとともに、逝き方も考えてみませんか――。

第1章

家で亡くなるということ

――在宅医療の今

在宅医療ってどんなもの？

「いい時間」を一緒につくる

「自宅で過ごしたい」「最期の日はわが家で迎えたい」というご本人の思い、そして「できるだけ一緒に過ごしたい」「家族みんなで見送ってあげたい」というご家族の思いを叶える方法のひとつに、在宅医療があります。

在宅医療を利用すれば、医療や看護が必要な状態でも、自宅などの心休まる住み慣れた場所で療養生活をおくることが可能です。

ですが、どのように在宅医療を利用すればいいのか、在宅医療とはどんなものかを知らない方が多いかもしれません。「どこに相談したらいいの?」「緊急の場合はどうしたらいいの?」など、心配ごとがつぎつぎ浮かんでくると思います。その心配ごとを少しでも減らし、一歩を踏み出す選択がとれるようご説明していきたいと思います。

「通院するのが難しくなってきた方」が在宅医療を利用可能

在宅医療の対象となるのは「通院することが難しい方」です。寝たきりの方だけでなく、たとえば、足腰が悪くて歩いたり階段を上ったりすることが困難だったり、また認知症などがあり、待合室でじっと座って待つことがとても難しいといった方も対象となります。

通院するのがちょっと大変かも、と感じたら、まず、現在通っている診療所や病院の医師に相談してみましょう。その医療機関で在宅医療を行っていれば、そのまま対応できることもありますし、在宅医療を行っている医療機関を紹介してもらえると思います。また、後述するお住まいの地域の「地域包括支援センター」に相談するのもよいと思います。

なお、在宅医療がスタートしたからといって、家での検査や治療だけになってしまうわけではありません。病院での検査や治療が必要な場合、また、ご本人やご家族が入院を希望した場合など、状況に応じて在宅医から地域の病院と連携をとり、受診してもらうこともありますし、年に1回など定期的に病院への通院を継続することもあります。

また、現在入院中の方で、「退院した後にこのまま外来に通院できるのかな？」と不安に思ったら、主治医や病棟看護師、また病院の地域連携室や相談室に、ぜひ相談してみてください。在宅医療のクリニックへの紹介だけでなく、退院後の療養生活のサポートについても合わせて相談にのってくれるはずです。

24時間対応の在宅療養支援診療所

在宅医療を行っているクリニックには、在宅療養支援診療所と呼ばれているところがあります。在宅療養支援診療所は、2006年からはじまった制度で「定期的な診療により、高齢者や障がい者が自宅で療養することを中・長期的に支援し、必要があれば、看取りまでを行う継続的な医療形態」と定義されていて、24時間体制の確保などの一定の施設基準を満たす必要があります。

定期的に訪問して医療を行うことは「訪問診療」と呼ばれ、これはみなさんがよく耳にされる「往診」とは区別して使われます。「訪問診療」は月に1～4回程度、患者さんの病状に合わせて継続的・計画的に訪問して行う診療のことで、一方「往診」は、患者さん側から「具合が悪いから来てほしい」といった要請があったときに行うものです。たまに「具合が悪くなったときだけ来てもらえないか？」と言われることがありますが、急な状態変化に対応するためには日頃の状態を把握しておくことが大切なため、在宅医療は、定期的な「訪問診療」と緊急時の「往診」の組み合わせで成り立っています。

「訪問診療」も「往診」もすべてのクリニックから提供することが可能ですが、在宅療養支援診療所以外のクリニックでは、24時間対応が必須ではないため、診療時間外に具合が悪くなっても、電話で相談したり診てもらうことはできません。

そのため、通院が難しくなって自宅療養を行う場合、特に自宅で最期まで過ごす（自宅で亡くなる）ことを考えている場合は、24時間体制が整っている在宅療養支援診療所に依頼するのがよいと思います。また、がん終末期の方は「在宅緩和ケア充実診療所*」に訪問診療を依頼することをお勧めします。

ご自分の住む地域で、どんな在宅医療が可能なのかを早いうちから知っておくことは、ご家族にとってもご自分にとっても、安心材料になるはずです。

＊在宅療養支援診療所の中でも、複数の医師（医療機関）で協力して24時間３６５日対応する体制の診療所は「機能強化型在宅療養支援診療所」と新たに認可（２０１２年より）されました。さらに、緊急往診や在宅での看取りの実績、緩和ケアの症状コントロールの実績が十分にある診療所は、２０１６年より「在宅緩和ケア充実診療所」として認可されるようになりました。

24時間対応の訪問看護ステーション

在宅医療で、もう一つ柱となるのが訪問看護です。医師は、病気や障がいを抱えている方を診ていくことは専門ですが、そうした方々の暮らし全体まで看ていくプロはやはり看護師です。

医師の指示のもと、点滴や床ずれの処置など病院と同じように医療処置も行いますが、入浴の介助といった日々の生活に関わるケアはもちろん、療養生活の相談やアドバイス、リハビリテーション、痛みの軽減や服薬管理、在宅療養に関わる様々な専門職との連携など、たくさんの役割を担っています。

24時間体制の訪問看護ステーションに依頼することで、緊急時もかけつけてもらえます。在宅医の選択と同様に、特に自宅で最期を迎えることを考えている場合には、その訪問看護ステーションが24時間体制かどうかしっかり確認することをお勧めします。

何より、ご本人やご家族の一番身近な相談相手となってくれますし、日々、直接ケアをしてもらうだけでなく、ご家族が関わるケアについてもいろいろアドバイスがもらえます。病状が変化してきたとき、食事はどういう形態がいいか、おむつはどのおむつがいいのか、どうやっておむつを替えるのかなど、細かいことまでサポートしてもらえます。自宅で療養生活をおくる上では、訪問診療とともになくてはならないものです。

自宅療養ならではのメリット・デメリット

いちばんのメリットは、とにかく「自由」

自宅での療養生活のいちばんのメリットは、何といっても自由に過ごせること。自宅など住み慣れた環境で、自分らしい生活をおくれるわけですから、病院で感じるような息苦しさもありません。

面会時間も決まっていませんから、会いたい人には来てもらえばいつでも会えますし、決められた起床時間も就寝時間もありません。好きな音量で音楽を聴くのも自由ですし、いつテレビを見ても怒られたりしません。

食べたいものが自由に食べられるのも、在宅ならではのメリットです。入院しながら叶えるのはほぼ不可能ですが、お酒やタバコ（体にいい悪いは別問題ですが）だって、自宅ならご本人の自由です。

自分の空間で自分らしい生活を大切にしたい方にとっては入院しているときよりも気持ちが元気になって、精神的にも安定する方が多い気がします。科学的根拠はないですが、結果的に医師より伝えられた余命より長生きできる方も少なくないように感じます。

そして経済的にもメリットがあります。外来への通院と比較するとかなり高額に感じる訪問診療ですが、病院までのタクシー代や、付き添いの費用、あちこちでの待ち時間などがかからなくなります。また、施設入所や入院と比較するとそれほど負担が大きくなく安心です。費用については後ほどご紹介します。

デメリットととるかはご家族しだい

ただ、患者さんがご家族と同居している場合には、食事の用意や服薬の補助などご家族の協力も必要になります。病院でスタッフが行う日常のケアを、ご家族も担っていただくことが多くなります。

そのため、最期まで一緒に過ごせて介護することをメリットと思うのかデメリットと思うのかは、ご家族の受けとめ方しだいとも言えます。

どんなに仲のいいご家族でも、「下の世話」をよろこんでやれるかというと、そうとも限りません。なかには、「何でもやってあげられるから幸せ！」と、介護そのものが生き甲斐になる方もいますが、多少負担に感じながらも「家族だから」「一緒にお家にいたいから」「今までの恩返し」と頑張っておられる方がほとんどです。

おむつを替えたりご飯を食べるサポートをするのは、いろいろな思いが込み上げてきてつらくなったりもするでしょうし、毎日のことですから、やはり身体的にも負担がかかります。それでもやっぱり自宅で最期まで一緒に過ごしたい……そうした家族の思いを身体的にも精神的にもサポートするのも私たち在宅医療にかかわる者の役割です。

ご本人の「こうしたい」はもちろん大切ですが、ご家族が自分を犠牲にしなくてはならない状況では、最終的にお互いが苦しくなってしまいます。

ですから在宅医療や介護保険サービスを頼って、お世話する側も無理をしすぎない環境をつくっていくことが、とても大切です。

不安が大きいのであれば病院で

自宅での療養生活を快適と思うか不安と感じるかは、患者さんやご家族によってそれぞれ違います。具合が悪くなったときに、同じ建物内に医師と看護師がいないと心配だという人は、やはり病院のほうが安心できるでしょう。

病院ではナースコールを押せばいつでも看護師が来てくれますが、自宅ではそういうわけにはいきません。

24時間体制であったとしても、電話を受けてから実際にご自宅に到着するまでには30分～1時間ほどかかります。そんなに待てない、その間が不安でたまらないという方は、自宅療養は難しいかもしれません。

また自宅での療養生活では、ご家族側が「何かを見逃して手遅れになってしまうのではないか」と心配される場合もあります。病院でも看護師が24時間そばについているわけではないので、ご家族が見ているほうがむしろ患者さんへの目は行き届くとは思います。ですが、医療の知識がないからと不安を感じるご家族も少なくありません。実際は何かを見逃して手遅れになるようなことはほとんどありませんが、不安が大きい場合は、入院生活の方が快適に過ごせるでしょう。

価値観や性格に合うのがいちばん

そのようなわけで、在宅医療を選択するかどうかの判断は「何を大切にして最期の時間を過ごしたいか」というご本人やご家族の価値観がすべてです。

のんびりかまえて「もう最期だから、自由に過ごしたい」と思う人もいれば「やっぱり、すぐに対応してくれる人がいないと心配」と思う人もいます。

どちらがよいか悪いかではなく、その人に合っているか合っていないかというだけの違いです。

ですから、できるだけそれぞれの価値観や性格に合う環境で過ごせるほうが幸せだと思います。自宅でも病院でも施設でも、自分らしくいられるのがいちばんなのです。

家と病院の「いいとこどり」を目指した施設

患者さんがご自宅での療養を望んでいて、ご家族も最期までサポートしたいと思っていても、ご家族が体調を崩してしまったり、さまざまな理由で家にいることがむずかしくなってしまうことがあります。

そんなときに「もうひとつの家」となるような場所をつくりたいと思い、２０１７年にようやく完成したのが緩和ケア施設「メディカルホームＫｕ《ク》Ｋｕ《ク》Ｒｕ《ル》」です。ＫｕＫｕＲｕとは、私の出身地である沖縄の方言で「こころ」を意味します。住み慣れた自宅にはかないませんが、住まう人も訪れる人も「なんだかホッとできる」温かい場になるようにと思いを込めて名づけました。

この施設は、サービス付き高齢者住宅の形態ですが、24時間看護師と介護士が常駐していますので、医療と介護を常時必要とされる方でも安心して過ごしていただけます。

「住宅」ですので、お気に入りの家具や絵画、大画面のテレビ、使い慣れたお布団などを持ち込んでいただき、ご自宅っぽい空間にしていただくことが可能です。全室ＩＨキッチンを完備しているので、ご家族の手料理をできたてで食べていただくこともできますし、車椅子のまま使用できますので、ご自身でお料理されている方もいらっしゃいます。

コロナ禍以前は、お誕生日にご家族がお部屋で集まってすき焼きパーティーをしたり、10人近くのご家族が布団を敷き詰めて、泊まり込みで最期を見送ったこともありました。

「自分らしい人生」を支えるお手伝い

全国的に施設の数は増えてきましたが、施設に入れることを後ろめたく感じてしまうご家族は少なくありません。どこで過ごしたにせよ、最期に「ぼちぼち、よかったね」と思えれば、それがご本人にとってもご家族にとってもベストなのではないかと思います。後悔が全くないところを目指すと窮屈になるかもしれませんので、「ぼちぼち」くらいがいいのかな、と私は考えています。

施設に入った場合でも、家族の余裕がある時間にゆっくり会いに行き、そこで一緒に過ごすほうがうまくいく場合もあるはずです。

私自身も母を施設で看取りましたが、母にとっての最善と、残される自分が後悔しないためのあらゆる方法を考えて決断しました。振り返っても、互いに納得できる最期の過ごし方だったと思えます。

日々の療養生活にも、病気が進んだときや最期のときにも、過ごし方に決まった答えはありません。答えが一つではないのです。ご本人の価値観やご家族の環境など、さまざまな因子が複雑に絡みあって、その方らしい選択が決まり、その選択そのものがその方やご家族にとって正解になります。そして、その選択を支えていくのが、私たち在宅医療・在宅ケアに携わる者の使命だと思っています。

より多くの方に在宅医療について知っていただくことで、自分らしい人生の終わり方の選択肢を、一つ増やしていただきたいと思うのです。

在宅医療が選択肢になるとき

①通院が難しくなってきたとき

通院が難しくなってきたと感じたら、まず通院先のかかりつけの先生にご相談してみてください。ご本人は「まだ大丈夫」と思われることが多いですが、ご家族などが「通院はもうむずかしいんじゃないかな」と判断したときが、在宅医療を考えるタイミングです。

②がんの終末期のとき

がんの終末期では、通院がまだ難しくない状態でも、主治医から在宅医療の話が出ることがあります。これは、がんの病気の特性上、急に状態が変化する可能性があるためです。

[亡くなるまでの経過]

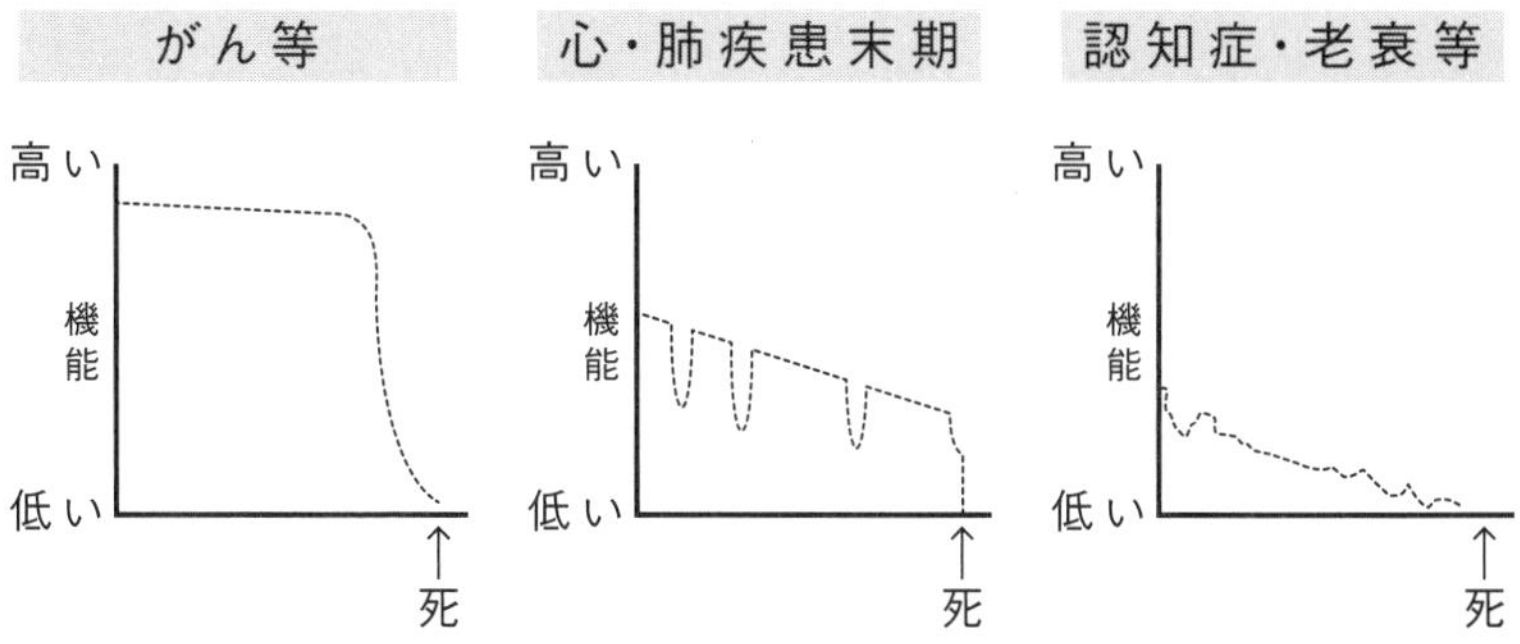

Lynn J. Serving patients who may die soon and their families. JAMA. 2001; 285: 925-32

上の図からもわかるように、がんの場合は、ぎりぎりまで、体の機能が維持できていて、機能が低下しはじめてから亡くなるまでの期間が、他の病気と比べるととても短くなっています。今までと同じように動けなくなってきてから亡くなるまでの期間は、数週間から2か月程度と言われています。

そのため、通院が難しくなってから在宅医が関わると、数週間、場合によっては数日ということもあるため、できるだけ自宅で過ごすことを考えているなら、通院できるうちから早めに在宅医療を勧められることがあります。

③「やっぱり家に帰りたい」とき

入院しているけれど、悩みに悩んで、ギリギリの状態で「やっぱり家に帰りたい」と意向がまとまることもあります。

十分な準備をして退院したいところではありますが、残された時間が少ないときは、その願いを叶えることを優先し、即日退院手続きをとって、その日に在宅医療の初診に入ることもあります。

「自宅で療養したい」「自宅で最期を迎えたい」という思いを支える仕組みは、すでにできています。意思表示があれば、その希望を何とか叶えていこうというのが、いまの在宅医療です。

もし「やっぱり家にいたい」「家に帰りたい」という思いがあるのなら、まずは「私の状態でも、家で過ごすことができますか？」と、病院の相談室に聞いてみることからはじめてみてください。その一歩が、ご自分らしい人生、ご自分らしい最期を叶える大きなきっかけになるはずです。

「助けが必要になったとき」も相談のタイミング

在宅医療は、通院が難しくなったときやがんの終末期のときが選択肢になってくるとお話ししてきましたが、自宅で療養生活をおくる上で、在宅医療とともに欠かせないのが暮らしを支える介護を中心とした在宅ケアです。

「医師の指示のもと、それぞれの専門知識を持つ医療職が連携して在宅療養者のために行う医療」が在宅医療であり、在宅ケアは「住み慣れた地域で最期まで住み続けられるよう、医療サービスと介護サービス等を一体的に提供して暮らしを支える」ことをさします（「日本在宅ケアアライアンス」より）。

在宅ケアは、介護保険によって提供され、訪問介護、訪問看護、訪問入浴、デイサービス、ショートステイなど、さまざまなサービスがあります。

この在宅ケアを利用開始するタイミングは、「何らかのちょっとした手助けが必要になったとき」がベストなタイミングだと思ってください。たとえば「最近、薬の管理が一人でできなくなってきた」「トイレに行くとき少し大変そう」といったときです。

お一人で身の回りのことをやることが少しでも難しくなってきたら、一度早めに地域包括支援センターにご相談することをお勧めします。

患者さんの「こうしたい」が何より大事

在宅での療養を支えていくために、医師、看護師、介護士、ケアマネジャーなど、たくさんの専門職が、患者さん一人につき一つのチームを結成します。それぞれの領域のプロが、知恵やアイディアを出し合い、「この患者さんがどうしたいか、このご家族はどう支えていきたいか」を実現できるようにサポートしていきます。

自分らしい過ごし方を叶える第一歩は、患者さんご自身やご家族が「こうしたいんだ」という思いを伝えることです。極端に言えば、患者さんやご家族で意向がまとめられて、その意向を周りにしっかり伝えられたら、あとは何もいらないくらいです。

自宅療養をするか、病院や施設で過ごすかの選択は、もちろんみなさんの選択しだいで、どれが正しいという答えはありません。

私の患者さんにも、どのような療養スタイルをとるかは、基本的にご本人とご家族に決めてもらうようにしています。「あなたはこっちがいいですよ」とお勧めすることはありません。

みなさんの意向をしっかり伝えていただければ、あとは、私たち在宅医療・在宅ケアに関わる専門職が全力で、ご希望の過ごし方をサポートしていきます！

在宅医療ってお金がかかるの？

在宅医療にかかるお金

はじめての在宅医療となると、「どれだけ費用がかかるのかな？」「高くついてしまうのかしら」という心配も出てくると思います。在宅医療は高額な費用がかかると思われがちですが、保険が適用されるため、実はそうでもありません。

たとえば医療費は、75歳の方の場合（医療保険の自己負担が1割の場合）は、月2回の訪問診療で、月に約6500円程度かかります。そこに、採血や在宅酸素の使用など、診療の内容に応じて追加されます。しかし、医療保険では「高額療養費制度」があり、70歳以上の自己負担の上限額は（一般年収の場合）、月に18000円と決められているので、それ以上はかかりません。他の医療機関にかかっている場合も、合算して月に１８０００円を超えた分は還付申請すれば戻ってきます。

医療費に加え、介護保険サービスをご利用の方は、ケアマネジャーへの情報提供を行うためさらに約６００円（介護保険の自己負担が1割の場合）かかります。

70歳未満の方は、医療保険の自己負担が3割になるので、月2回の訪問診療では、月に約２００００円となります。70歳以上の方と同様に高額療養費制度が適応されますが、収入によって自己負担の限度額は変わってきますので詳しくはお住まいの地域の役所にお問い合わせください。

その他、自宅療養中に在宅医療・ケアにかかるお金は、お薬代、介護保険サービスの利用料などがかかってきます。またクリニックによっては診療にあたり交通費がかかるところもありますので、ご確認ください。

介護保険をおおいに活用しよう

自宅での療養においては、介護保険サービスを利用するのは大きな支えになります。

介護保険制度がなかった時代は、家族が身を削って介護するか、自費で家政婦さんを雇うしか方法がありませんでした。けれども今では、訪問看護や訪問介護、訪問入浴など、さまざまなサービスを介護保険で受けることができます。

介護保険サービスを利用するためには、まず、介護保険の申請が必要です。65歳以上の方に介護保険証が自動的に郵送されますが、医療保険証と違い手元に保険証があっても介護保険サービスは利用できません。まず、役所で申請を行う必要があります。

申請をすると、市の調査員がどの程度介護が必要な状態であるかを実際見聞きするために調査に来ます。ベッドからの起き上がりや歩行、お風呂や歯磨きなど、生活に関わる動作がどれくらい一人でできるかという調査です。

その調査結果と「主治医意見書」という主治医が状態を記載した書類をもとに、介護度（要支援1・2、要介護1～5の7段階）が決定されます。そして担当のケアマネジャーが、サービスの時間割である「ケアプラン」を作成し、ようやく実際の介護保険サービスが利用できるようになります。

介護保険サービスは、その方の収入に応じて1〜3割の自己負担額があります。介護度ごとに、支給限度額が定められており、その範囲内であれば、決められた自己負担割合で介護保険サービスを利用できます。

支給限度額を超える介護保険サービスを受けた場合には自費になりますが、医療保険と同じように、あとで払い戻してくれる「高額介護サービス費」という制度もありますから、申請すればお金が戻ってきます。

また、介護ベッドや車椅子なども介護保険サービスでレンタル利用できますし、ポータブルトイレやシャワートイレは、自己負担割合での購入が可能です。

ほかにもさまざまな助成制度が設けられていますから、どのサービスを受けるのがよいか、ケアマネジャーとしっかり相談するのがよいでしょう。

こうした介護保険サービスの仕組みをざっくりと知っておくと、何をしてもらえて、何をしてもらえないかがわかるので、不安もやわらぐと思います。ご自分やご家族がどんなサービスを受けられるのかを知っておくことも、最期の時間をどう過ごすかを決めるための大事なポイントになります。

また、介護保険サービスは基本65歳以上の方が対象ですが、がん終末期の方など国の定めた16の病気に該当される方については、40～65歳未満の方でも利用できます。日本の医療保険・介護保険はそれなりに手厚い制度だと思います。制度は多少わかりにくい部分もありますが、地域包括支援センターなどで相談すれば、丁寧に教えてもらえます。

もし不安があったら、一人で悩まず、あきらめず、誰かに相談してください。必ず、道が開けます。

いちばん大切なのは「どうしたいか」の意思決定

「在宅医療は、家に来てもらうのだから、余計にお金がかかるでしょ？」と、お金持ちしかできないイメージがあった方もいらっしゃるかもしれません。ですが、タクシー代や、付き添う方の稼働、病院の診療や会計の待ち時間など、通院の際にかかる経済的・時間的コストと比較して高いと捉えるかは個人の価値観だと思います。

また、医療保険では「高額療養費制度」、介護保険でも「高額介護サービス費」の制度があり、収入に応じて自己負担額の減額がされています。

そして、生活保護の制度もあります。生活保護の場合は、病状によっては、在宅医療が認められない場合もありますので、もし、生活保護で在宅医療を検討する場合は役所に必ずご相談ください。

何よりもお金のことが心配だという方もいらっしゃるかもしれません。でも安心してください。お金の面でも、制度をしっかり使えば、「貯金なんてほとんどないよ」というおひとりさまでも、在宅死は可能です。

ですから、まずは「何を大切にしてどう最期を過ごしたいか」という、ご本人とご家族の価値観による意思決定がやはりいちばん大切なことです。

「病院死」がこんなにも当たり前になったわけ

家族のかたちが変わったせい!?

多くの人が「最期まで家で過ごしたい」と願っているにもかかわらず、現在、75%ほどの方が病院で亡くなっています。けれども、ひと昔前までは、実は8割以上が在宅死でした。1976年を境に、自宅で亡くなる人と病院で亡くなる人の数が逆転しています。

自宅で最期を迎えられない人が増えてきた背景には、さまざまな理由がありますが、なかでも家族のかたちや関係が変化したことが大きいと言われます。

かつては「サザエさん」のような2世帯、3世帯の同居が当たり前でしたが、核家族化がはじまって、家族どうしの関係性も昔に比べると稀薄になってきたためでしょう。子育てもそうですが、誰かしら家にいるから見ていてもらえるという状況は、ほとんどなくなってしまいました。終末期を自宅で過ごすためには、やはりご家族の負担が増えるというイメージが強いため、患者さんご本人が「家で過ごしたい」という本音を言い出せない場合も少なくありません。

「在宅死」という選択肢は誰にでもある

ご家族のほうも、どのくらいのサポートが必要になるのかはやってみなければわからないので、不安要素が多いなら病院のほうが安心だと考えがちです。

しかし実際は、在宅医療や在宅ケアを受けながらの自宅療養は、ひとり暮らしの方でも、最期の瞬間まで自宅で過ごせるのが本当のところです。詳しくは第3章でお話ししますが、おひとりさまでも自宅で最期を迎えることはできます。

穏やかな在宅死を望んでいる人はたくさんいるにもかかわらず、実際の数がなかなか増えないのは、実は「家に帰れるという選択肢を知らない」「イメージがわかない」という理由もあるのではないでしょうか？

最期の過ごし方は自分で選ぶことができます。そして、その選択を支えてくれるのが在宅医療であり在宅ケアです。

病院で、すべて何とかなるわけじゃない

みなさんが病院に行くときの多くは「具合が悪いとき」だと思います。具合が悪くて病院に行くと、診察をうけ、検査をうけ、診断が伝えられます。処方がでればその薬を飲みますし、場合によっては入院や手術を勧められることもあるでしょう。つまり、具合が悪くても、病院に行きさえすれば、あとは良くなるように何とかしてもらえる気がしますよね。ですが、病院に行っても何とかしてもらえるわけではない「具合の悪い」状態が存在します。それが終末期の状態の変化です。動けなくなったり、食事がとれなくなったり、意識が落ちてくるなど、一見、具合が悪そうなので、つい病院に行けば何とかしてもらえる気がします。でも、残念ながら病院に行っても治療できるものでなく、何とかしてもらうのは難しい状況です。

このような、病院に行っても回復する状態でない場合、「自宅で最期を迎える」選択を含め、どう過ごしていくかを、ご本人やご家族の人生観や価値観で選択していくことが必要になります。

延命治療の何が問題なのか？

そもそも延命治療って何だろう？

医師の使命の一つは、病気を治し、命を救うことです。ある意味、医師の行う治療はすべて延命治療とも言えるかもしれません。医師は、できるだけ命を永らえるよう最善を尽くすことを学び実践してきています。

心肺停止は、命の終わりを意味しますが、心臓マッサージや人工呼吸などを行う心肺蘇生によって、救命できる可能性のある状態でもあります。

たとえば、道端で突然倒れて心肺停止した人には、迷わず心肺蘇生を行うでしょう。不整脈などで一時的に心臓が止まったとしても、その場で心肺蘇生を行えば救命でき、社会復帰ができる可能性も十分にあります。

けれども、終末期の患者さんが心肺停止したときにはどうでしょうか。心肺蘇生しても、残念ながら命が戻ってくることはまずありません。むしろ、心臓マッサージによって肋骨が折れてしまうなど、ご本人を傷つけることにもなりかねません。

そのため最近では、「終末期の場合には心臓マッサージや人工呼吸は行わない」という選択をご本人やご家族が事前に行うことができ、希望されない方が増えています。

延命治療はしないはずが……

ただ、むずかしいのは「延命治療」という言葉の範囲です。

食事がとれなくなったとき、栄養や水分を補給する方法として、点滴や胃ろう（おなかに小さな穴をあけて直接胃に栄養を入れる栄養投与の方法）などがあります。このような人工栄養も延命治療の一つになります。

先日、お母さまを在宅で介護している娘さんが私のところにいらして、こんなふうにお話ししていました。

「以前から母は、延命はしないと決めていたので、胃ろうはしちゃいけないと思って、点滴にしました」

他に「胃ろうは延命になるから、鼻から管を入れてもらいました」という方もいました。

「胃ろうは延命でよくない」というイメージが先行しているのか、やや混乱が生じているように思います。延命という点において、胃ろうも鼻からの管も点滴も、方法が違うだけで同じ意味になります。

胃ろうも点滴も、決して悪いことではありません。ですが、胃ろうや鼻からの管、点滴などで人工栄養を開始した場合、「やっぱりやめます」とあとから中止するのは簡単なことではないことを知っておく必要があります。命を支えている人工栄養をやめるというのは、人工呼吸器のスイッチを切ることと同じ意味合いになるのです。ですから、やめるかもしれないけど「とりあえず」で始めることは絶対にお勧めしません。

人工栄養を行い続けることが、ご本人やご家族にとってどうかということを始める前にしっかり考えておく必要があります。

「人生会議」を行う

こうした望まない延命治療を避けるために、ご自分の延命治療をどうしたいか、意識がはっきりしているうちに表明しておく「リビング・ウィル」があります。人生の最終段階（終末期）を迎えたときの医療の選択について事前に意思表示しておく文書です。表明された意思がケアに携わるすべての関係者に伝わるため、最期まで自分らしく誇りを持って生きることにつながります。

リビング・ウィルを作成する場合は、まず、ご本人やご家族が、医療や介護チームから、終末期の状態や医療・ケアの選択肢について十分に説明を受けた上で人生観や価値観に沿った意思決定をしていくために、ご本人・ご家族・医療・介護チームで話し合いを繰り返すことが大切です。この話し合いそのものが重要で、そのプロセスをＡＣＰ（Advance Care Planning）、人生会議と呼ばれます。

最期まで自分らしく生き抜くために、元気なうちから話し合いをしていくことをお勧めします。

抗がん剤のやめどきはいつか

がんの治療を目的に使われる抗がん剤は、基本はがんをやっつけるためのものですが、身体の健康な細胞も一緒に傷つけてしまうために副作用が出るというのは、みなさんもよくご存じのことだと思います。

体力が低下して副作用に耐えきれなくなる場合もありますから、無理をして抗がん剤をつづけていると、誤解を恐れずに言えば、逆に命取りになることもあるのです。そのため、抗がん剤のやめどきというのが、とても重要な判断になってきます。ただ、この判断は、とてもむずかしいもので、専門医でさえ、やめどきのタイミングは違ってきます。

「治療をやめる＝死を待つだけでしょ？」と言われることがあります。でも、効かない抗がん剤を続けていた方が、命を縮める場合もありうるのも確かなことです。あのとき治療をやめていれば、やりたいことができたかもしれない……と、やめるチャンスを逃して、元気ですごせる時間を失ってしまう方をみると本当に悲しくなります。

もちろん、「たとえ寿命が短くなっても、最期まで戦い抜くことが人生だ！」とおっしゃる方もいます。たとえつらくても、動ける時間が少なくなったとしても、戦い抜くことがご本人にとって一番大切なやりたいことでしたら、最期まで続けるのもひとつの選択になるとは思います。

ですが、やはり専門医がやめたほうがいいというときは、治療の中止について一度はしっかり考えることが大切だと思います。もし納得がいかなければ、無理して続ける前にセカンドオピニオンに行って他の専門医の意見を聞いてみるのもよいでしょう。大切な時間をどう使うか、後悔のないよう考えていただきたいと心から思います。

納得できる最期に向かう第一歩

抗がん剤をやめる決断をするのは簡単なことではありません。本人にもご家族にも、さまざまな葛藤があるはずです。やめるにもやめないにも、主治医とよく話し合い、納得して選択することが一番大切だと思います。

抗がん剤だけでなく、人工栄養など延命治療の選択も同じです。

積極的治療をやめる、延命治療を選択しない。どちらも死を意味することではあります。ですが、死は誰にでもいつかは訪れるものです。本当はできるかぎり避けて通りたいものではありますが、死を受け入れることで、自分らしく過ごせる貴重な時間を手にすることもできるように思います。

私は、死を受け入れるということは、あきらめるということとは、まったく別物だと考えています。死を受け入れるというのは、最期を迎えるその瞬間までの時間をどう自分らしく「生きるか」「生きぬくか」を、考えることなのだと思います。

そうやって死を受け入れられたとき、その人の最期は必ず納得のいくものになる。患者さんたちの生き方そして逝き方から、そう教わった気がします。

「在宅での穏やかな死」をもっと身近に

医師のジレンマ

私たち医師は、本来ならすべての病気が治ってすべての患者さんに元気になってもらいたい気持ちでいます。そのため、もう治すことできないと感じたときでも、まだもしかしたら良くなるかもしれないとどこかで思い「これ以上治療することがむずかしい」というつらい現実を早めに伝えることが苦手です。また、余命を正確に予測することは不可能ですし、余命を患者さんに伝えること自体にも賛否両論があるため、いつ、どの患者さんに、どう伝えるかは常に悩むところです。

ですが、私たちの躊躇が、結果的に患者さんの大切な時間をうばってしまうことになりかねないのも事実です。

あるがん終末期の患者さんは、主治医から余命の話がとくに出ていなかったため、「もう少し治療できるのかもしれない」と期待して入院の継続を希望しました。ですが、実際にはあと1か月もないという状態で、治療の継続はできないため、主治医は緩和病棟のある病院への転院調整をはじめました。そこで、ようやく本当のことを知った患者さんは、一変してこう言いました。

「あと1か月しかないなら、今すぐ家に帰りたいです」


この方は、翌日には退院され、最期の約1か月を無事ご自宅で過ごすことができました。ですが、ご本人がもともと家に帰りたいと希望していたからと、ご家族が自宅に帰ることを決断しても、やっと希望が叶って自宅に帰れたときには意識がほとんどなく、ご家族との会話もままならないという残念なこともあります。

もっと早く退院できていれば……と思わずにはいられない状況も、まだまだ少なくありません。

「こんなはずじゃなかったのに」という状況を避けるためにも、できるかぎり本当のことを共有できるよう、ぜひ、みなさんの方から医師に問いかけてみてください。医師もつらいジレンマを抱えていますが、みなさんから「自宅に帰ることも考えたいので本当のことを教えてほしい」と言われれば、きっと真摯に答えてくれるはずです。

医療者側の意識改革も必要

病院には、在宅医療や在宅ケアの実際の現場を見たことがない医師や看護師もいるため、医療者側に在宅医療の具体的なイメージがなく、この状態で自宅に戻って大丈夫だろうか、家族が自宅でみていくことができるのだろうか、と医療者側が不安になってしまうという現状があります。その結果、「お家で過ごすのはむずかしいかも」と判断され、患者さんやご家族の自宅療養の選択肢すら消えてしまうことがあります。

納得のいく在宅死をもっと身近なものにしていくためには、病院側の医師や看護師の在宅医療への理解と、意識改革が大きな要素になってくると思っています。実際、在宅医療を経験したことがある、または在宅医療に送り出した経験がある医療者は、患者さんの「家で過ごしたい」に臨機応変に対応してくれることが多いものです。

病院の医療者から、「お家に帰っても、在宅の先生がしっかり診てくれるから大丈夫ですよ」と言われて帰ってこられた患者さんは、みなさん安心して在宅医療を受け入れられているように思います。

最近では、看護学生や医学生の実習中、または医師の初期研修中にも、在宅医療を経験できる機会ができたので、あと20年もしたら状況は変わっているかもしれません。自宅療養がすべての方によい選択だとは思っていませんが、選択肢の一つとして、医療者側が自信をもって提案できるようになるといいな、と思っています。

知っていただくことが第一歩

実際、私が訪問診療に伺うと「こんな仕組みがあるなんて、ぜんぜん知らなかった」と患者さんに言われることが本当によくあります。けれども現在の在宅医療・在宅ケアはかなり進歩しています。特に終末期においては、病院とほぼ変わらない医療が可能ですし、訪問看護や訪問介護、デイサービスなどの介護保険サービスで暮らしを支える在宅ケアの仕組みもしっかり整っています。

最近は、テレビドラマでも在宅医療や介護のシーンが増えてきたように思います。もちろん、実際とは異なることもありますが、何となく聞いたことがあるというだけでも、ご自分やご家族が在宅医療・在宅ケアを必要とするときに違ってくると思います。在宅医療を身近に感じてもらえるように、私も努力し続けたいと思っています。

介護をする側にとっても「いい時間」に

介護する側の人生も考える

在宅医療や在宅ケアを考えるとき、「ご本人がどう過ごしたいか」そして「ご家族がどう支えていきたいか」が大切と、ご本人の望みや人生を中心にお話してきました。ですが、ご本人の人生と同じぐらい大切なのが、ご家族の人生です。

つらいことではありますが、現実には、ご本人が最期を迎えられたあとも、残されたご家族の人生は続きます。そのご家族それぞれの人生もとても大切で、決して忘れてはいけないことです。目の前のことで精一杯になるのは当然ですが、「今」の過ごし方を考えるときに、ぜひその「あと」のご家族の過ごし方も視野にいれていただきたいと思っています。

在宅医療や在宅ケアが必要になったとき、大切なのは、必ずしもご家族が直接的に介護に関わることだけではありません。「ご自宅で過ごしたい」を支えるのにも、さまざまなやり方があります。病気が同じであっても、患者さんの性格や病気の受け止め方、また、ご家族の環境などで、選択はそれぞれ変わってきますし、二つとして同じ選択はありません。大事なのは、個々人に合ったセッティングなのです。

そのためにも、介護される方の希望と、介護する側の人生の両方を大切にしながら、一緒に過ごす時間がお互いにとって「いい時間」になる方法を考えていただきたいと思います。

介護のために仕事は辞めない

私はときどき、企業に出向いて介護について講演をさせていただく機会があるのですが、「支えるご家族が、介護のために仕事を辞めることは、できるだけ避けてください」と必ずお伝えしています。経済的に厳しいというのももちろんありますが、支えるご家族側の人生も大切にしていただきたいからです。介護が必要な状況に直面して「介護の担い手が自分しかいない、とりあえず仕事を辞めれば何とかなる」と思うのは絶対に避けたいことです。とりあえず仕事を辞めても、どうにもなりません。自分が直接的に手を出して介護をすることだけが介護ではありません。仕事を続けて金銭的に少し余裕ができれば、サービスの選択肢もさらに広がります。まずは仕事をしながら介護を両立できる方法を考えてほしいのです。

仕事と介護の両立は無理と思われがちですが、まったくそんなことはありません。もちろん大変であることは否めませんが、在宅医療と在宅ケアを利用しながら両立は十分に可能です。訪問看護や訪問介護、デイサービス、ショートステイなど様々な介護保険サービスをうまく組み合わせて、フルタイムで働きながら介護を継続されている方はたくさんいます。

保育園を利用して子育てと仕事を両立している方がたくさんいるように、介護と仕事を両立している方は大勢いるのです。そういう人があまりいないように見えるかもしれませんが、直面している方は、それをただ周囲に話していないだけです。悩んだり困ったりしている方は職場にも意外といるはずです。勇気をもって職場の人に自身の介護のことを話してみるのも、介護を乗り切る大きな一歩になるはずです。

病状に合わせて介護休業の制度をうまく使う

介護をする側にとって大きな助けになるのが、「介護休業」という制度です。

介護休業は、労働者が家族を介護するために長期の休みを取得できる制度で、法律できちんと保証されています。介護が必要な家族1人につき、通算93日まで休みをとれます。また最大で3回まで分割して取得することができます。

2週間以上つねに介護を必要とする状態であれば、要介護認定を受けている必要もありません。

ここで大切なのは、「いつ」介護休業を取得するかということです。

もともと、介護休業というのは、原則的に「介護生活をはじめるための段取りを組む」ための準備期間としての休業期間で、自らが、すべての介護（食事の介助やおむつ交換など）を直接担うためにあてる期間ではありません。もし直接的な介護をする期間と考えると、93日という介護休業はあっという間に終わってしまい、「全然足りないじゃないか、仕事を辞めなくちゃできないじゃないか」という結論になってしまいます。

もちろん、介護の一部を行うことは問題ないですが、あくまで「これから介護と仕事を両立する上で、できるかぎり無理なく続けるための段取りをする」という時間に当てましょう。たとえば、平日に役所に申請にいったり、デイサービスを見学に行ったり、ケアマネジャーと相談しながら日々のタイムスケジュールを組んだりといったことです。

ただし、例外はがん終末期の場合です。がん終末期の場合、45ページでもご紹介したとおり、介護が必要な状態になってから残された時間には限りがあります。そのため、介護休業の93日を準備期間としてではなく、ご自分が直接介護をする期間にあてるという選択がよいときもあります。

もちろんご家族だけで判断するはむずかしいですから、主治医や看護師、病院の相談室などに相談しながら、いちばん有効に活用できる時期を決めるのがよいと思います。

専門家に相談することで、必ず道が開ける

この本では、在宅医療や在宅ケアの選択肢を中心にお話ししていますが、療養生活は自宅がすべてではありませんし、自宅療養が最良の選択とも限りません。いちばん大切なことは、ご本人・ご家族の両方の人生を大切にしながら、一緒に過ごす時間がお互いにとって「いい時間」になることです。

「いい時間」と思うポイントも人それぞれです。そのポイントを大切にした過ごし方を考えるとき、ご本人とご家族だけで考えるのではなく、ぜひ周囲の専門家にご相談ください。本やネットからの情報収集だけでは思いつかない解決策があっという間に見つかることもあります。

テレビやメディアで介護に起因する悲しい事件などを目にすると、自宅療養の選択そのものが不安になる方もいらっしゃると思います。事実がどうであったかの詳細を知る機会はないので断言はできませんが、誰にも相談できずにご家族だけで悩み、行き詰まってしまった可能性もあると思っています。

在宅での療養生活には、医師、看護師、介護士、ケアマネジャーなど、たくさんの

専門職がチームで関わります。それぞれの領域のプロが、知恵やアイディアを出し合い、「いい時間」になるよう全力でサポートします。ですから、ご本人とご家族だけで悩む必要は、まったくありません。

困ったら相談する。当たり前のことですが、実際はその一歩が踏み出せないこともあるようです。ですが、その相談が本当に大切です。「いい時間」にむけての道が開かれるはずです。

まずは地域包括支援センターに相談を

地域包括支援センターは、「地域における介護相談の最初の窓口」として地域の高齢者の暮らしを、介護・医療・保健・福祉などの面から総合的にサポートするために設置されています。市町村や、市町村が委託する組織により公的に運営されており、人口2～3万人の日常生活圏域（多くの場合、各中学校区域）に1つの地域包括支援センターがあります。

そこには、保健師（看護師）・社会福祉士・主任ケアマネジャーの3職種が必ず配置されていて、医療や介護だけでなく、お金の問題なども含めて高齢者の暮らしにまつわるさまざまな領域の関係機関と連携した対応をしてくれます。

いわば高齢者のよろず相談所のような存在で、暮らしの困りごとに対して、どんなことでも相談に乗ってくれる場所です。在宅医療や在宅ケアの悩みに対しても、専門家の視点から一緒に解決策を考えてくれます。とくに、はじめて家族の介護に直面する方は、わからないことや悩みごとばかりなのも当然です。地域包括支援センターに相談すれば、安心して在宅ケアをスタートできると思います。

インターネットの検索に頼りがちな時代ですが、ネットで得られる情報は膨大すぎて、どれが自分の条件に当てはまるのか、なかなか見極めがむずかしいものです。

それよりも、地域包括支援センターに相談するほうがずっと手軽で、しかも個々の条件に合った方法を提案してもらえます。実際に話をしてもらえれば、すぐに専門家につながりますから、在宅医療への一歩もスムーズに踏み出せます。しかも、公的な機関ですから、もちろんご相談は無料ですし、利便性を向上すべく土日も対応できるよう拡充を図っているところが多くなってきています。

ご家族だけで悩まずに、ぜひ専門家の力を借りてください。誰にでも利用できる仕組みが、すでに整っています。

第2章

逝き様は生き様

——看取りから見えること

「誰かの役に立っていたい」
潔く死を受け入れた人の最期

在宅医として医療に携わるようになってから、10年が経ちました。年間１００名以上のさまざまな方の最期の時間に関わる中で、生のあり方、死のあり方について、日々、たくさんのことを教えていただいています。

生き方に正解がないように、逝き方にも正解はありません。ただ、最期のときだからこそ見える「その人らしさ」というものがあります。逝き様は、まさにその方の生き様なんだなぁと思います。ここでは、私が日々たくさん教わってきたことをみなさんにお伝えしていきたいと思います。

お一人目は、肝臓がん末期のＡ子さん75歳のお話です。

ＫｕＫｕＲｕに来るまでは、Ａ子さんのほうが、認知症で車椅子生活をしているご主人のお世話をしていました。

これ以上の治療は困難で、残された時間は数か月とご自分の病状をよく理解していました。その上で「自分が動けるうちは、夫の世話をしたいから」とおっしゃって、在宅医療を受けながら、ご主人の面倒をみていたのです。

いよいよ、ひとりでは動けなくなってきたという頃、私が訪問診療に伺うと、Ａ子さんはご主人にこう話しました。

「私、もうお家は無理だわ。あなた、申し訳ないけど専門の人に入ってもらって、面倒みてもらってね。私は施設に行くわ」と、それはもう潔い決断でした。こんなにも最期を潔く受け入れる方がいるのだと、感動しました。

ＫｕＫｕＲｕにいらしたあとも、お見舞いに来たご主人の足を揉んだりと、ふたりの時間を大切に過ごしていました。

私がお部屋を訪れると、Ａ子さんは「もうすぐお迎えだと思うけど、ここまでずっと幸せだったし、今もとても幸せだわ」とたびたびおっしゃっていました。

「どうしてそんなふうに思えるんですか？」と尋ねても、ただただ「だって本当に幸せだったもの」とおっしゃるばかり。何か特別な信仰があるわけでもなく、日々をつつがなく過ごせていることにただ感謝し、施設のスタッフにも、いつも「ありがとう、ありがとう」と声をかけてくれる方でした。

「死んだあとどうしてほしいかも、もうぜんぶ伝えたから、あとは先生、苦しくないようにお願いしますね」

そうにっこり笑うＡ子さんは、まるで悟りを得た人のようでした。

そんなＡ子さんが唯一厳しかった相手は、娘さんです。自分が死んだあとのことについてあれこれ指示を出していましたが、娘さんのほうは、迫り来る母親の死を、まだ受け入れきれずにいるようでした。

Ａ子さんの娘さんへの厳しい対応に、私は「ニーバーの祈り」を思い出しました。

神よ、
変えることのできるものについて、
　それを変えるだけの勇気をわれらに与えたまえ。
変えることのできないものについては、
　それを受けいれるだけの冷静さを与えたまえ。

そして、変えることのできないものとを、
識別する知恵を与えたまえ。

ラインホールド・ニーバー（大木英夫訳）

A子さんが娘さんに厳しかったのは、娘さんの将来はまだ「変えられるもの」だったからでしょう。自分がいなくなったあとに残される娘が困らないように、厳しく諭したのです。そして自分の死については、「変えられないもの」なので抵抗せずに受け入れた。まさにニーバーの祈りそのものを体現しているような方でした。

最期の時間を過ごす患者さんたちと接していると、感じ方や受けとめ方によって、同じ事実がこうも違って見えるものかと思うことがあります。他人からすれば「不幸」と見えることでも、ご本人が不幸であるとはかぎりません。

まさにA子さんがそうだったように、身体が動かなくなることも承知のうえで「今が幸せ」とおっしゃる方がいるのです。

A子さんは、穏やかに最期の時間を施設で過ごし、入居してから2週間で旅立ちました。自分で選んだ終の住み処で、夫と娘に看取られて、そのお顔は本当に幸せそうでした。

常に「誰かの役に立っていたいの」と言っていたA子さん。自分の状況をありのまま受けとめ、感傷にひたっている暇があったら解決策を考えて今できることをやる。A子さんから、死を受け入れることとあきらめとはまったく別物なのだということを、改めて実感させてもらった気がします。

最期までブレずに「自分らしく」生き抜いたB美さん

つぎは、今から10年前、私にとって自然死で看取ったはじめての経験となったB美さんを紹介します。旅行が大好きで、娘さんと一緒に世界中を旅してきたB美さんは当時89歳。有料老人ホームに入居し、訪問診療を受けていました。この頃はまだ自然死や平穏死という言葉がそれほど出てきていなかった時代でした。

「好きな人生を好き放題歩んできたから、これからも自分の身体に起きたことに関しては、好きなようにやらせて」というのがB美さんの第一声でした。

「もちろん、治るものはサクッと治してもらうのがいいけれど、つらい検査を受けたり、入院するようなことはしたくないし、延命もしたくない」という意思がはじめからとても明確でした。

徐々に歩けなくなり、その症状から神経難病の可能性があり、くわしく調べてもらおうと病院での検査をお勧めしましたが、お返事はやはりＮＯ。「治らないんだったら、そのままでいいわ」というのが、B美さんのいつものお返事でした。

動けなくなって1年が過ぎた頃、飲み物を飲み込むのもむずかしくなってきました。それでも彼女はまったくブレずに、「本当に大丈夫なのよ。このまま自然なかたちで死んでいくのが、私のわがままなんだから。それを叶えてちょうだいね」と、ご自分の身体の状態をあるがままに受けとめているようでした。

娘さんも、B美さんの意思を尊重して理解されていました。

いよいよ亡くなる時期が近くなったときも、B美さんは「何もしないでね。自然なままで逝きたいから」とおっしゃっていました。今でこそ、自然死・平穏死に関する本もたくさんあり、医療的に何もせず自然に亡くなることも良き選択の一つとなってきていますが、当時はまだ「食事や水分が取れなくなったらまずは点滴」という時代でした。

人は亡くなる過程として、徐々に食べられなくなってきますが、これは体が栄養を必要としなくなるためです。食べられないから弱る（＝亡くなる）と思われがちですが、実は、亡くなるから食べなくなってくるというのが自然な体の変化です。また、食べないことで体が軽い脱水になり、意識がぼんやりしてきて、亡くなるときのつらさもなくなるのだと言われています。

もちろん、元気な人が熱中症や胃腸炎の下痢などで脱水症状を起こしている場合は、点滴は大切な治療ですし、点滴で脱水が改善することで体が楽になります。ですが、体が亡くなる準備をしているときの脱水に対して点滴をすると、かえってつらさが増してしまうことがあります。体は水分を上手に利用することができなくなっているため、点滴で入ってきた水分がそのままむくみになったり、胸水や腹水になったり、分泌物が増えて痰がゴロゴロして苦しくなってしまうことがあるのです。

人間の体はとても良くできていて、自然に穏やかに亡くなることができるようになっているので、本来であれば、何もしないことがいちばん穏やかに逝けるということになります。

ただ、そうは言っても、実際に目の前で何も口にしない大切な人をそのまま見守るのは、心情的に抵抗を感じる方もいらっしゃることと思います。

しかし娘さんも、納得されている様子でした。そこで、B美さんの強い思いを尊重して「何もしない」決断をすることにしたのです。

B美さんの身体は、死に向かって静かに準備をしているようでした。亡くなっていく際に、せん妄といって、意識がちょっと混乱することもあるのですが、B美さんの場合はそれもなく、痛みも苦しみもまったくないまま、すっと寝ているような穏やかな最期でした。

このあと、娘さんから「母の希望を叶えてくださって、本当にありがとうございました」という言葉をいただいて、「ああ、本当に穏やかな最期だった」と、私も自然な形の看取りの穏やかさを身にしみて感じたものです。

こうして患者さんご本人とご家族にとっては、納得のいく穏やかな最期になったのですが、実はその老人ホームのスタッフからは反対の声が上がった時期もありました。

やはり当時の老人ホームの看護師さんや介護士さんにとっては、「何もしない＝よくない」というイメージがあったようで、「何もしないんですか？　点滴もしないなんて、患者さんを見殺しにする気ですか！」とすごい剣幕でぶつかってくる看護師さんもいました。もちろん、患者さんのことを思ってのことです。

私は「やれることはたくさんあるから、ご本人の意思を一緒に精一杯支えましょうよ」という話をしました。点滴をすることだけが患者さんのためにできることではなく、快適な室温を保ったり、好きな音楽をかけたりするのも、大切なケアだからです。

当時、私自身の経験がまだ浅かった時期でしたから、医学的に正しいとわかっていても、迷いがなかったわけではありません。でも患者さんがはっきりとしたポリシーをお持ちだったからこそ、叶えられた自然死であり平穏死でした。

人生の終わり方にも、自分らしいプランを持っていたB美さん。自分の逝き方は積極的に選んでいい。そうした看取りをサポートしていこうと、強く背中を押された気がしています。

「お迎えって、なかなか来ないものね（笑）」余命を延ばして終活中

「お迎えって、そんなに簡単に来ないのかしら？」

3年前に乳がんの診断を受けたC江さんは、半年前に再発して治療を続けていましたが、これ以上の治療はむずかしいと医師に言われ、在宅医療を選択されました。病院でがん終末期の方が亡くなる過程について説明を受けていたC江さんは、「もう治療がないので、あとは亡くなるだけ」というイメージをお持ちだったようです。そのため、私がお宅にお邪魔した際も、「急にお迎えが来ちゃうんだと思って、急いで準備したのよ。でもまだ来ないわね」なんてお話しされていました。

パッチワークのお教室を自宅で主宰していたC江さんは、もともとちゃきちゃきした性格もあるのか、家族の食事の準備をしたり、お菓子を作ったりと、できることはサクサクやってしまう方です。病状を知らない人が見たら、まさか終末期の患者さん

だとは思わないでしょう。

動けなくなった自分をご主人が介護するのはきっと無理だからと、ひとりでトイレに行けなくなったら入院すると決めていて、緩和ケア病棟のある病院への登録も済ませ、着々と死への準備を進めています。

実際のところ、病院の医師からは「あと1か月くらいかもしれない」という厳しい病状を伝えられていたのですが、私がお伺いするようになってから、すでに3か月以上が経ちました。

「やりたいことは、ぜんぶやってきたからね。もう思い残すことはないの」とおっしゃるＣ江さんには、死への不安もさほどないように見えます。

お子さんたちとも自立した関係なので、互いに干渉しすぎることなく、バランスのいい距離感を保っている印象です。ご主人もＣ江さんの体調をよく理解していて、「なかなかお迎え来ないわね」と言っているＣ江さんの隣で、いつも苦笑しています。

Ｃ江さんのように、医師から告げられた余命より延びることも、少なくありません。今ＫｕＫｕＲｕに入居されている方でも、余命2か月と言われてから、もう1年が経とうとしている方もいます。

「いろいろ片づけをやっておかなきゃと思って一気にすませちゃったけれど、まだ時間がありそうね」

C江さんはまだご自宅で緩和ケアを受けながら、今もお元気に過ごしています。自分がいなくなったあと、ご主人が一人で生きていけるようにと、お料理やお洗濯など日常生活の術をご主人に伝授する日々です。

こんなふうに前向きな終活ができる人になりたいものだと、C江さんにお会いするたびに思います。

「猫がいるから入院は絶対しない」おひとりさま男性の最期

さて、今度は生活保護を受けながらひとり暮らしをしていた肺がん終末期の50代のD太さんのお話。何より大事なのが猫とタバコという人でした。

もともとは、認知症の父と一緒に暮らしていましたが、わけあって別居することになったD太さん。なかなか一筋縄ではいかない方で、「亡くなるまで連絡しないでほしい」と親戚にも言われてしまうほどでした。

D太さんご自身は、自分の病状はあまり気にしていない様子でした。肺がんがかなり進行していて、つねに呼吸がゼイゼイしているのですが、それでもタバコは手放しません。かなりギリギリになるまで自宅に在宅酸素を入れずに過ごしました。この在宅酸素というのは、肺の機能が落ちて呼吸が苦しい方には導入することがありますが、酸素は引火すると爆発するので、タバコは厳禁です。

本来なら、Ｄ太さんも在宅酸素を入れることで呼吸が楽になるはずですが、タバコ優先なので、頑として拒みつづけていました。

私が訪問診療に行きはじめた段階で、すでに自分のことを自分でするのがむずかしい状況でしたから、入院を相談したこともありました。でも、とにかく猫が心配で仕方がなくて「猫を置いてはどこにも行かない」と最期まで自宅での療養を望んでいました。ちなみに猫の名はきなこちゃん。

私を含む在宅ケアのスタッフに対しては、正直、悪態ばかりついていたＤ太さんでしたが、きなこちゃんにはメロメロで、彼にとってはかけがえのない存在だったのです。

具合がかなり悪くなり、いつ亡くなってもおかしくない状態になってきたとき、どこまでご本人の意向に沿えるのかを、ご本人とともに、スタッフ全員で話し合うことにしました。彼が一人きりになる時間が心配ではありましたが、最終的に、「本人の選択だから、私たちにできることを最大限やって、彼の思いを最期まで支えよう」と合意し、入院はせずに最期まで自宅で療養することに決まりました。

Ｄ太さんは、自力ではもうまったく動けない状態になっていましたし、肺がんの終末期ですから、呼吸も苦しかったはずです。最終的には、在宅酸素も導入していましたが、そんななかでも杖で酸素の電源を切っては、タバコを吸っていたようです。

私が最後に訪問したときには、「おなかが空いたなあ」と言って、冷凍庫にあったご飯を温めて納豆を混ぜて食べていました。ゲホゲホッとなりながらも「美味しい」とうれしそうでした。

スタッフには、D太さんの自宅に伺うときは「玄関を開けたら、もう亡くなっているかもしれない、と覚悟しておくように」と伝えていました。


その翌日、実際にそうなりました。

訪問看護師が訪ねると、落ちたタバコをベッドから拾おうとしたのか、手を伸ばした体勢のまま、D太さんは亡くなっていました。それでも猫の餌はベッドの上に置かれていて、最期まで大好きなこちゃんの世話をしていたことが見て取れました。

性格はいろいろと大変な方ではありましたが、最期までブレずに自分の生き方を貫いた、とても印象深い患者さんでした。

さて、亡くなられた2日後のこと。D太さんが大事にしてきたきなこちゃんは身内の方が引き取れないとのこと。役所に聞くと「殺処分しかないですね」という回答でした。それでいてもたってもいられなくなり、きなこちゃんの里親探しがはじまりました。

猫の里親探しにまで奔走したのははじめてのケースでしたが、無事に里親になってくれる人がみつかって、今でもD太さんのきなこちゃんは別の名前をもらって元気に暮らしています。

まわりになんと思われようと、自分の生き方を貫いたD太さんの逝き様は「あっぱれ」だったと思います。介護スタッフは、D太さんにさんざん文句を言われて苦労が多かったはずですが、それでも懸命にサポートして、できるだけ「その人らしい」最期を迎えてほしいと頑張ってくれました。

在宅医療の現場は、医師だけの力ではどうにもなりません。看護師、ヘルパー、ケアマネジャー、薬剤師など、たくさんの人がかかわって成り立っています。だからこそ、おひとりさまでも、自宅で「あっぱれ」な死を迎えることができるのです。

「夫のために家にいたい」ずっとそこにあった夫婦の思いやり

E絵さんの病気が見つかったのは、50代半ばのころ。病気の進行はゆっくりですが、おなかのなかにゼリー状の塊がどんどん増えてしまう特殊ながんでした。その塊のためにお腹がぱんぱんで食事を普通にすると腸閉塞を起こしてしまうため、栄養のほとんどを点滴で補っていました。

E絵さんはとても寡黙な方で、私としては、「ご自分の病状をちゃんと理解されているのかな?」「今後のことをどう考えているのかな?」と心配で、いろいろ話しかけてみるものの、いつも穏やかに「大丈夫です」と決まってそうおっしゃいます。たまにお目にかかるご主人もまた、「うん、分かってるから大丈夫だよ」とおっしゃいます。「あまり関わってほしくないのかな」と思ってしまう距離感さえ感じるおふたりでした。

一般的ながんと比べると進行が遅く、余命の判断はとてもむずかしいものでしたが、通院するのが難しくなってきていたので、余命は数か月ではないかと感じていました。

これまでの闘病生活が長く、何度も手術を繰り返しながら変わりなく過ごされてきたので、もしかしたらＥ絵さん夫婦は余命をもっと長いと思っているかもしれないという懸念がありました。また、ご主人は障がいを抱えていて人とのコミュニケーションがややむずかしいということもあったので、病状が悪くなってきた今、今後のことについてちゃんと向き合っておふたりの思いを確認しておかなければと思っていました。

でも、すべては私たちの思い過ごしだということが判明しました。

Ｅ絵さんは、ご自分の状況を本当によく理解されていたのです。そうわかったのは、亡くなる10日ほど前のことでした。Ｅ絵さんが私にこう言ったのです。

「私、もうそんなに長くないでしょ。もう何もできないから、ここにいるとみなさんにご迷惑をかけちゃう。でも、今、入院したら、ただでさえ、障がいで人と話ができない夫が孤独になってしまう。せめて生きている間、夫の話し相手になれるように、できるだけ家にいたい」

夫のために家にいたい――それがE絵さんの最期の望みだったのです。

彼女のなかでは、いつかこういう日が来ると、わかっていたのです。死に際をどう過ごすかは、誰に言わずともすでに決まっていて、人に伝える必要はなかったのかもしれません。

ご主人もまた、とても状況をよく理解していました。「もうダメなのはわかっているし、準備はできているよ。僕がどこまでできるかわからないけど、そばについてることはできるから、何かあったら電話するね」と話してくれました。

そして最期の日、ご主人は慌てずにひとりでしっかりE絵さんを看取って、私たちに連絡をくれました。連絡を受けて伺うと、E絵さんはとても穏やかな表情で亡くなっていました。ご主人は、「ほんとに逝っちゃったね。ずっとわかってたことだけどさみしいよね。でもE絵、いっぱい頑張ってくれたから、おれも頑張らないと」と涙をこらえてそうおっしゃっていました。言葉少なだったおふたりの、目には見えない強い絆を感じずにはいられませんでした。

あとから聞いた話ですが、Ｅ絵さんは、自分のご両親と娘さんにも病状を伝え、またお友だちもすぐに呼んで「自分がいなくなったあとは、必ず夫の生存確認をしてほしい」と頼んでいたそうです。

おふたりの中でしっかり話がなされていて、お互いを思いやるご夫婦の姿が、本当に素晴らしいな、と思いました。

「いずれ、自分にもそのときが来る」すべて本音で

現役時代は学校の先生だったF雄さんは、当時86歳。胃がんをわずらっていました。訪問診療でお宅に伺うようになってから亡くなるまで、約半年間おつきあいをさせていただきました。

奥さまのほうも、もともと心臓に持病があり腰の手術もされていたので、F雄さんは「妻に負担はかけたくないから最期は入院だろうけど、いられるうちは自宅にいたいんだ」とお話ししていました。

奥さまは、私が訪問診療に伺うと、毎回、熱々のお茶をいれてくださいます。しかし、私は大の猫舌。ですから飲むのにいつも時間がかかってしまっていたのですが、奥さまはそんな私を見ながら、「ごめんなさいね、帰れなくて。でも、おしゃべりしてもらっている時間がうれしいの」とおっしゃって、そこから必ずおしゃべりタイム

がはじまりました。

亡くなる2か月ほど前、Ｆ雄さんは私も出演した「きみのいのち　ぼくの時間」というオリジナルのミュージカルを観に来てくれました。これは、ＮＰＯ法人キャトル・リーフで作成した死に逝く側と残される側のつながりをテーマにした作品です。

Ｆ雄さんは翌週の訪問診療の際に、こんなふうに話してくださいました。

「いろいろなセリフが自分の病状にすごく当てはまって、考えさせられたんだ。いずれ自分にもそのときが来るんだなと、再確認できたよ」

死んだからといって、自分の生きてきた証がなくなるわけではないのだと思えて、気持ちの準備ができた。そう、おっしゃってくださったのです。

同窓会に行くたびに、同級生たちが亡くなっていくという現実をここ数年の間に何度も経験されていたようで、「どうも自分にも順番が回ってきたようだよ」と、ご友人たちにも伝えたのだと教えてくれました。「直接歩けるうちに全員に会ってお別れと感謝を伝えられてよかったよ」と。

Ｆ雄さんはご自分の気持ちと向き合って整理するのがとても上手な方で、その気持ちを、私にも言葉にして伝えてくださいました。

こんなに言葉でまとめて伝えてくださる患者さんはなかなかいらっしゃらないので、ミュージカルを観て、その当事者である患者さんご自身がどう思うか不安でしたが、Ｆ雄さんにはまっすぐに届いたようで、ほっとしました。

病気が進行し、ご自宅でトイレに行くのがむずかしくなってきたタイミングで、ＫｕＫｕＲｕに来られました。

近くに住んでいる娘さんが、自宅でお世話をしてもいいと言ってくれたのですが、奥さまが、頼りがいのあるしっかりしたご主人が弱っていく姿を見るのがつらくなってきてしまったということもあり、当初のＦ雄さんのご希望どおり、施設へ入る決断をしたのです。

入居されてから１週間後、Ｆ雄さんは亡くなりました。

「そのときが来たね」と言っているような穏やかな表情でした。

「あと1か月だったら、仕事を休んで最期まで付き合うよ」

ご夫婦であっても、どちらかに死期が迫っているときにどう反応するかは、やはり千差万別です。Ｇ郎さんは60代で肺がんの終末期でしたが、「最期は家がいい」と最初から明確な意思表示があった方でした。

夫婦関係はとてもよさそうでしたが、互いに自立した関係で、Ｇ郎さんは病院へもひとりで通っていて、奥さまにはあまり手伝ってもらっていない様子でした。

奥さまは福祉系のお仕事もされていて、介護にはもちろん理解があるのですが、「夫は自立しているし、好きにやらせてあげたい」というスタンスを保っていました。

当初は、Ｇ郎さんは在宅医療にはあまり乗り気ではなく「信頼している病院の主治医に、在宅医療を入れたほうがいいと勧められたからとりあえず」というだけの理由で連絡をくれたようでした。訪問診療にもとくにメリットを感じていないので「月に

1回来てくれればいいよ」という話になりました。

通常、がんの終末期の患者さんには、少なくとも月に2回は訪問診療に伺います。ただ、この時点ではG郎さんは奥さまにも病状を詳しくは伝えていなかったようで、奥さまのほうも、まだ元気そうに見えるG郎さんの死期がそこまで迫っているとは思っていないようでした。

しかし、がんという病気の最期は、状態が急速に変化するものです。

ついこのあいだまで「とても末期とは思えないね」と元気に過ごしていた方でも、あるとき調子が悪くなり動くのがつらくなりはじめると、そこから亡くなるまでに数週間ということが多々あります。ですが、その病状の経過を説明されていないこともありますし、聞いたとしても、今現在はお元気なので、在宅ケアの必要性を感じられないことがよくあります。


G郎さんも、余命1か月を切ったかもしれないという病状になってきた頃、やはり緊急で訪問することが増えてきました。

どんな人にとっても、動けなくなる自分を想像するのは簡単ではありません。G郎さんも、きっとそうだったのだと思います。

けれども、だんだん身体が動かなくなってきて、ご自分でも、どう過ごすのがよいのかを考えているようでした。かといって、仕事を休んでもらってまで妻に面倒をみてもらうというのは、どうなんだろう――と。

「迷惑をかけるから病院に行くべきなんだろうけど、やっぱり家にいたい」

奥さまの助けを借りずにひとりで何とかしたいとG郎さんは葛藤していましたが、やはり助けは必要です。

一方、奥さまはというと、まだ死期が近づいているという事実を信じきれていない様子でした。「最初の頃、あと数か月と言ってたから、もうその時期かもしれないけど、動けなくなってきたとはいえ、口はまだまだ達者だし、まだ大丈夫でしょ?」。そうおっしゃったのです。

そこで、私が「いえ、その時期に来ていると思います。あと1か月はないと思います。トイレに行けるのもあと数日かもしれません」と伝えると、奥さまは一変。

「ほんとにそうだったんだ。それなら仕事を休んで最期まで付き合います」と即答されました。その切り替えの速さに、思わず圧倒されるほどでした。

「だって、あなた、ずっと家がいいって言ってたもんね。わかった。そうしよう」

そう言って即座に状況を受け入れ、G郎さんの希望も受け入れたのです。


このご夫婦がすごいなと思ったのは、「もうすぐ死ぬんだね」ということを、互いに自然に口に出して話し合えるところでした。いくら身近で親しい関係であっても、死にはできるだけ触れずに、隠そうとする方も少なくありません。でもおふたりはざっくばらんに「死」についてもお話しできる関係性でした。

奥さまが「もうそんなに長くないんだから、仕事なんて休めるよ。大丈夫だよ」と切り出してくれたおかげで、G郎さんも「じゃあ、お願いしようかな」と思えたようでした。

こうしてお互いが自分の思いを相手にちゃんと伝えることができたとき、必ずといっていいほど、納得のできるいい最期を迎えることができます。つらい事実を伏せておいたり、傷つけないように隠しつづけると、結局のところ、最終的に不和が生じることがあります。

奥さまはさっそく介護休業を申請し、仕事を休んで介護に専念しました。それから2週間ほどして、G郎さんは自宅で静かに息を引き取りました。

亡くなったあとに奥さまが話してくださったのですが、G郎さんは実はものすごく人見知りで、訪問診療をつづけられたこと自体が奇跡だったそうです。

信頼していた病院の医師が勧めてくれたからという理由が大きいでしょうが、ご本人も納得して必要としてもらえていたことに、ほっとしました。

第1章でもお話ししましたが、病院の医師のひと言というのは、患者さんにとって良くも悪くも大きい影響があります。今回、病院主治医がしっかり在宅医療を勧めてくれたこと、そして患者さんご自身に家で看取られたいという気持ちがあったこと。また、奥さまが現実を理解して受け入れてくれたこと——関わる人の気持ちの伝達がスムーズにいくと、最期の時間はやっぱり充実したものになる。私はそう確信しました。

「お昼寝している間に逝っちゃった」泣き笑いの看取り

H江さんは98歳のおばあちゃん。認知症で意思の疎通はほぼできないのですが、とっても可愛らしい方で、私たちスタッフみんなのアイドル的存在でした。

3年前、肺炎で入院したとき、ご高齢であることに加え、もともと心臓が悪かったH江さん。いつ急変して亡くなってもおかしくない状態だったため、療養型の病院への転院を勧められました。ご本人の意思表示はできないなか、娘さんがご自宅での療養を決めて、在宅医療がスタートしました。

毎日の暮らしのお世話から床ずれのケアまで、娘さんは本当に丁寧にやってくださっていました。

ですが実は、もともとH江さんと娘さんの仲はあまり良くなく、入院前までは娘さんの旦那さんが主に面倒を見ていたそうでした。今回、家に帰る決断したタイミングで、娘さんが全面的に介護を引き受けることにしたのだと言います。

娘さんは75歳という年齢でしたが、H江さんのことを「お母さん」と言わずに必ず名前で呼ぶところが、おふたりの距離感を表しているようでした。

ただ、私たち医療者側から見ると、娘さんは本当に手厚い介護をされているという印象でした。

食事は少しですが口から食べられていて、食べさせてあげると「うんうん、うんうん」と言いながら召し上がって、いつも通りの日々がつづいていました。

はじめて訪問させていただいたときと、調子をくずしたときには、心臓が悪いこと、ご年齢から急に亡くなる可能性があることをお話ししてきていましたが、3か月ほどはお熱を出すこともなく、穏やかな時間がながれていました。

お別れは突然やってきました。

いつもどおりお昼ご飯を食べて、お昼寝をして、娘さんが自分の食事を終えてH江さんのベッドを見に行くと、すでに呼吸がなかったのです。

「あれ？　呼吸してない？」。そう思って、私たちにお電話してくださった娘さんから、悲愴感は見られませんでした。娘さんのなかでは、私たちに言われずとも、「もう、いつなんどきでも」という心の準備が整っていたのです。

私がお宅に到着すると、娘さんはＨ江さんに向かって声をかけていました。

「Ｈ江さん、本当によかったね。何も苦しいこともなく、ねえ。すーっと逝っちゃったね」

そのあとすぐに妹さんもかけつけきて、「Ｈ江さんたら、お昼寝してたら息が止まっちゃったのよ」とふたりで涙しながらも、「みんなに面倒を見てもらって本当に幸せだったね」と、泣き笑いしながらお話しされていました。

亡くなったあとに身体をきれいにして身なりを整えることを「エンゼルケア」と呼びますが、私たちみんなでＨ江さんのお身体をきれいにしているときにも、「よかったね。きれいにしてもらってね」と、娘さんたちは穏やかな笑顔を浮かべていました。

最期のお着替えでは、できるかぎり患者さんご本人らしいスタイルになるよう、たとえば上着をズボンにインにするのか、アウトにするのか、あるいはシャツのボタンをいちばん上までとめるかどうか、男性の場合だったら、どこのヒゲを残すのかどうかなどもご家族に確認し、細かいところまで気をつけるようにしています。

H江さんには1本だけ、お顔にぴーんと長いヒゲが生えていました。切ったほうがいいのかなと迷った私たちは、念のため娘さんに確認してみることにしました。すると「それはね、竜のひげって呼んで大事に育てていたんです（笑）」というお返事。切らずに残しておくことにしました。


送るのはとても寂しくもありましたが、思い出話をしながら頑張ってきた彼女の人生をみんなで称えるような、穏やかな最期になりました。


娘さんとH江さんの関係が昔どうだったのか、第三者にはとうてい計り知れないものです。

ただ1年ほど前に、娘さんがこう話してくださったことがありました。

「まあ、いろいろあったけど、でも、もうこうなったらねえ。私が看ていこうかしらって、思ったのよね」

それまでの関係がどうであれ、娘として最期は家から見送ろうと心を決めているようでした。

誰もが歳には勝てませんし、永遠の命もありません。どんな人にもいずれは最期がやってくるものです。介護する側は、その現実をどこかで覚悟しつつも、日々後悔の残らないようにしていくことが、最終的に穏やかで納得できる看取りにつながるのではないかと思います。

娘さんもきっと、自分がやれることをすべてやりきったからこそ、泣き笑いで見送れたのでしょう。母であるH江さんも、その思いを受け取って安心し、眠ったまま穏やかに逝ったのではないでしょうか。

旅立つ側も、見送る側も、互いにせいいっぱいできることをやって頑張ってきた。その充足感が、穏やかな在宅死につながるのかもしれません。

「シャケのおにぎりが食べたい」最期の輝き

80代のＩ介さんはちょっぴり頑固なおじいちゃん。肺がんの終末期でした。

介護をされている奥さまも80代で、ご近所に住んでいる娘さんが、ときどきお手伝いに来ていました。

動くと呼吸が苦しく、通院がむずかしくなってきたので在宅医療を受けることになりました。まわりはみんな心配しているのですが、当のＩ介さんは大のトレーニング好き。運動すると呼吸が苦しくなってくるにもかかわらず、ちょっと気分がいいと、ご自宅の小さなジムセットでダンベル体操をはじめてしまう方でした。

医療者としては、「呼吸が苦しくなっちゃうから、ちょっとやめておきましょうか」と言いたくなるところですが、ご自宅なので何をしようが自由。「これやると、苦しいんだよなあ」なんてニコニコしながら、今度はエアロバイクをこいだりしているのです。私が「トレーニング、無理しないでくださいよ」とお願いしても、伺うたびに「いや～、先生、あれ苦しいんだよ」という具合で、「せめてお薬飲んでからやりましょうか」というやりとりをいつもしていました。

病気が進行し、さらに苦しくなってきて、トイレに行くのもむずかしくなってきました。しかし、Ｉ介さんは頑として自分で行こうとします。

肺の悪い方の終末期では、トイレに行くこと自体が命取りになってしまうことがあります。トイレに行こうとして亡くなったり、トイレで排泄中に亡くなってしまうことがあるため、Ｉ介さんの場合も心配でした。

ただ、どんな患者さんもそうですが、やはり家族であっても下の世話はさせたくないという思いがあるもの。Ｉ介さんもゼイゼイ言いながら、娘さんと奥さま二人がかりで支えてもらって、何とかトイレに行っていました。

「頑固だから、それで死んじゃっても、本望よね。本人がどうしても行きたいんだから仕方ないわね」と、ご家族。

余命はあと1週間もあるだろうかという状況で、立つのもやっとだったのですが、トイレに座ることにこだわるＩ介さんのためにポータブルトイレを購入することになりました。介護保険を利用して１割の負担額で購入できるものです。ただこの病状では、すぐに使えなくなることが多いため、あまりおすすめすることはないのですが、Ｉ介さんのトイレへのこだわりに、ご家族は購入に踏み切りました。結局、２回ほど使ったでしょうか。

それでも病院にいれば、トイレに行くなんてことはまず許してもらえないでしょう。自宅で、ご家族の協力のおかげで、Ｉ介さんは、最期まで自分のやり方を貫くことができていました。

「急に息がゼエゼエしてきました」

奥さまからそうお電話をいただいて緊急でかけつけると、呼吸が荒く、もうそろそろかもしれないと思いました。薬を調整して呼吸が少し落ち着いたら、突然、Ｉ介さんがふっと目を開けて何か言いました。

「え？　どうした？」

全員で身を乗り出して聞くと、Ｉ介さんはこう言ったのです。

「おにぎり……」

一瞬、みんな固まりました。テレビドラマだったら「ありがとう」のセリフになるシーンでしょうが、I介さんは「おにぎり」とつぶやきました。

心のなかでは奥さまも娘さんも、きっと「え？　何言っているの？」と思っていたことでしょう。というのも、I介さんはもう3、4日も固形物は口にしていなかったのです。

でも、とっさに「じゃあ、何がいいの？」と奥さまが聞くと、I介さんは「シャケ……」と答えました。

病院だったら、突然言われても誰かがコンビニに買いに走るぐらいの選択肢しかありませんが、自宅ですから、奥さまがすぐに炊き立てのご飯でさっと握ってくれました。

すると、もう飲み込むのもむずかしい状態だったはずのI介さんは、そのシャケのおにぎりを3口ほど食べて、にっこりしたのです。私はうれしくて、ひとり心のなかで「わー！　食べられた！」と叫んでいました。

「ああ、美味しい」

これがＩ介さんの最期の言葉になりました。おにぎりを食べた数時間後、夜中に静かにＩ介さんは息を引き取りました。

亡くなる少し前、患者さんが、ふっと元気になる瞬間を経験することがあります。誰にでも必ず起こるわけではないのですが、命の神秘とでも言ったらいいでしょうか。「最期の輝き」と呼ばれることもあります。この瞬間が残される側にとって、かけがえのない体験になることも少なくありません。

奥さまも娘さんも本当に大変な介護だったと思いますが、自宅で頑張ってきてよかった。Ｉ介さんのおにぎりエピソードは、そう思わせてくれる最期の輝きでした。

「あの子の顔をずっと見ていたいから、お家がいいわ」

20代で大腸がんの診断を受けたJ男さんは、なんども入退院を繰り返し、ご両親が懸命に介護をされていましたが、当時48歳になっていました。

今回は、食事があまりとれなくなって入院しましたが、入院後の方がかえって食事量が落ちてしまったため、自宅に戻ることになりました。

退院日にご自宅を訪問したところ、J男さんはすでに意識が朦朧としている状態でした。

ご本人とご家族は「自宅にもどって、ご飯が食べられるようになったら、また手術をしてもらえる。手術をしたら仕事に戻ることができる」というご理解でしたが、むしろ、余命がとても限られている状態のように見受けられました。J男さんが食べられないのは、病状がかなり進行しているためと思われました。

病院主治医に確認をしたところ、やはり手術ができる状態ではない終末期の状態とのことでした。Ｊ男さんが1日も早く仕事に復帰したいと強く願っていることをよく理解していた主治医は、「どうしたら手術をしてもらえますか？」というＪ男さんに、もう手術はできないと言い切ることがどうしてもできなかったのです。そのため、「今は食事ができず、体力が落ちているので手術が難しい。もし自宅にもどって食事がとれるようになったら、また手術のことも考えましょう」とお伝えしたとのことでした。

たしかに嘘は伝えていないですし、主治医の気持ちも痛いほどわかります。ですが「食べられるようになったら手術をしてもらえる」と信じて、意識が朦朧としている中で、必死に食べては吐いてしまうＪ男さんと「あれなら食べられるかもしれない、これなら大丈夫かもしれない」と言って、一生懸命、食事を用意しているご両親の姿をみて、胸が詰まる思いでした。

Ｊ男さんは、20代のときにがんを宣告されてから、具合が悪くなる度に、さまざまなつらい治療も受けながら、厳しい状態を何度も乗り越えて仕事に復帰してきました。

ですから、今回も今までと同じように、「頑張れば、きっとまたよくなる」と信じていました。

本当のことを聞いたら、ご本人もご家族も大きなショックを受けることは間違いありません。でも、このまま頑張り続けて亡くなってしまうのは、いいのだろうか……。いろいろ悩みましたが、実際、J男さんには時間がありません。

私は、まずはお母さまに「だいぶ調子が悪いですが、今の病状やこの先のことを知りたいですか」と聞いてみました。お母さまは、「いえ、また手術できれば治ると聞いていますし、信じていますから」とのことで、それ以上のお話はご希望されませんでした。

さらに病状が悪化し、ほんの少しの水分も受けつけなくなりました。「自宅に帰ってきたけど、やっぱり食べられない。これじゃ手術できなくなっちゃうから、もう一回入院してよくしてもらいたい」とJ男さんから入院希望の話がでました。ですが、もし、今入院したら、家に帰ってこられることはない状況でした。

お母さまも、今までとは何か違うと感じていらっしゃったようで「この前のお話、やっぱり聞いたほうがいいのよね……」とお話しされ、私は本当の病状についてお伝えしました。

「あと1週間もないかもしれません。入院しても今の状態がよくなることはむずかしいと思います」

聞いた瞬間、お母さまは「まさかっ」と言って座り込みました。どんなにショックだったでしょう。しばらくして、立ち上がってしっかりとお伝えくださいました。

「やっぱり、あの子の顔をずっと見ていたいから、お家がいいわ」

入院せず最期まで自宅で過ごすという方針が決まりました。

ご両親がどんなお気持ちだったか、はかりしれません。けれども、お母さまは事実を知った瞬間に覚悟を決めたようでした。今までもずっと、心のどこかではわかっていたのかもしれません。

話を聞いてかけつけたJ男さんの妹さんは、開口一番にこう言いました。

「ぜんぜん話が違うじゃない！」

怒るのも当然のことです。しかし、すぐに落ち着きを取り戻し「でも、言ってもらえてよかったです。そうじゃなきゃ、入院したままだったってことですもんね」とおっしゃっていました。

そして、J男さんに「お兄ちゃん、よかったね。もう頑張んなくていいって！　今日からお家でゆっくりしよう」

それから数日後、J男さんはご家族に見守られながら亡くなりました。

患者さんやご家族が最期の過ごし方を考えるとき、正しい病状が伝わっていないことで、本来の選択とは別の選択をしてしまうのはとても残念なことです。

これまで何年も治療に関わってきた医師だからこそ、伝えることへの葛藤を抱え、大切に言葉を選んだがために正しく伝わらないこともあるのかもしれません。患者さんやご家族にとっても、死が間近に迫っている事実を知らされるのは怖いでしょうし、知らなくていいのなら知りたくないと思うことでしょう。

しかし、事実を知ったからこそできることも、たくさんあります。つらい現実であっても、きちんと知ることで悔いの残らない最期を迎えることができます。二度と戻ってこないその貴重な時間をどう過ごすのか――あのお母さまの言葉、今でもはっきりと覚えています。

その一方で医療者としては、ご本人やご家族が本当のことを聞きたいかどうか、まずは慎重に聞き、本人家族の選択肢の幅を狭めることがないよう努めることも大切だと、改めて深く教わった気がします。

第3章

おひとりさまの在宅死

ひとり暮らしでも在宅死はできるの？

本人が望めば誰でも大丈夫

ひとり暮らしだと自宅で最期を迎えるのは難しいと思われがちですが、ある程度の覚悟と周りの理解があれば、おひとりで最期まで自宅で過ごすことは可能です。

まず、ひとり暮らしといっても、ご家族が近くにいるのか、遠くにいるのか、あるいは天涯孤独なのかという違いがあります。また、物理的な距離だけでなく、ご家族との関係がどのような距離感かによっても、その可能性が変わってきます。

何より、ひとり暮らしのご本人がどんなに在宅死を希望していても、ご家族から却下されてしまうことがあります。やはり、「ひとりのときに何かあったら」と心配だからでしょう。また在宅医療や在宅ケアの実状を知らないがために、「自宅で大丈夫なの？」という不安もあるのだと思います。

けれども、誰も手伝うご家族がいないという場合でも、天涯孤独な方でも、自宅で最期を迎えることができます。

今の日本の医療保険と介護保険の制度は、問題点を指摘されることもありますが、基本的によい制度だと私は思います。在宅医療を受け、介護保険サービスを上手に利用することで、ひとり暮らしの在宅死も可能になるのです。

小さな不自由さえ我慢できれば問題ない

とはいえ、自宅で、おひとりで療養生活をつづけていくためには、ある程度の不自由があるのは覚悟していただかなければなりません。

たとえば、病院や施設のように、ナースコールを押したら、すぐに誰かが来てくれるわけではないので、おむつがぬれて気になっても、つぎの介護士が来るまで待つ必要があります。「何かものを取りたい」「背中のシーツのずれを直したい」といったちょっとしたことに対して、すぐの対応は難しくなります。ですから日常生活でのこうした小さな不自由さがイヤだという人は、在宅ではつらくなってしまうかもしれません。
逆に、そうした不自由さはまったく気にならず、やっぱり住み慣れた家がどこよりも安心で心地いい、という人には在宅はもってこいです。病院では基本的には病院食しか食べられませんし、テレビもイヤホンですし、就寝時間や面会時間も決められていますから、なかなか自由を叶えることは難しいでしょう。

自分の食べたいものを食べたり、寝たり起きたりする時間も自由、会いたい人に時間を気にせず会ったり、大音量でテレビを観たり音楽を聴いたりできる自由が、在宅では叶います。この自由さが、在宅ならではのメリットです。

病院や施設にいても、ご家族が同居していたとしても、患者さんご本人のタイミングに１００％合わせてもらえるとは限らないのも現実です。また、在宅のデメリットもできる限り最小にするべく、枕元の手の届くところに必要なものをすべてそろえるなどして、自分だけのコックピットをつくってしまうというのもありです。少しの不自由さを受け入れられれば、おひとり暮らしでも十分療養生活は可能です。

大切なのは周囲の理解

おひとり暮らしでも最期まで過ごせるようなサービスは整っていますから「おひとりさまだから、こうした方がいい」というものはありません。十分にある選択肢の中から、自分の価値観に照らし合わせて、「自分らしい」過ごし方を選ぶことができます。

ですが、せっかく、おひとり暮らしで、自宅で最期まで過ごすことを決めても、ご家族やまわりの方々の理解が得られないと、その希望を叶えることがむずかしいことがあります。ご家族がどうしても心配で「無理でしょう」と判断してしまうために、ご本人の意に反して、病院や施設に入ることになってしまうこともあるのです。ご本人が「ひとりがいい」と言うなら、ご家族としては「もうあれこれ口を出さずに支えよう」と腹をくくるのも、ひとつの立派な決断だと思います。

おひとりさまの在宅死を叶えるためには、その事実をもっと多くの人に知ってもらうことが、いちばんの近道なのではないかと思っています。

おひとりさまの在宅事情

家族の理解がカギ

現在、年間100名以上のお看取りをしていますが、実際は、完全なひとり暮らしでそのまま最期をご自宅で看取った方は、まだおふたりしかいらっしゃいません。さきほど第2章でお話ししたD太さんと、もうおひとりだけです。

在宅医療を紹介した『なんとめでたいご臨終』（小学館）という本の著者でもある日本在宅ホスピス協会会長の小笠原文雄先生は、おひとりさまを何十人も看取られているそうですが、私が関わったおひとりさまは、最終的には、ご家族が一時的に同居されてご自宅で最期まで過ごされるか、離れて暮らしているご家族の希望で最期は病院か施設に入ることが多い現状があります。

おひとりさまがご自宅で療養生活を送ることは、ご本人のご希望があり、小さな不自由を許容できれば、十分に可能です。ですが、おひとりさまが最期まで自宅で過ごすことを叶えるには、ご本人のご希望について、ご家族の理解を得ることが鍵となります。

「ぜったい畳の上で死ぬ」が叶った一人暮らしのおじいちゃん

完全なるおひとりさまで在宅死を遂げたのは、93歳のK茂おじいちゃん。

奥さまがずいぶん前に先立たれて、お子さんもいないので、ずっとひとり暮らしでやってきた方でした。ご兄弟も旅立たれ、血縁の方はいらっしゃいませんでした。

私が訪問診療に入ったときも、はじめから強い意思がおありで、開口一番こう言いました。

「オレは絶対に病院とか施設とかに行く気はないから、ここでなんとかしてくれな。畳の上で死にたいんだ」

K茂おじいちゃんは、それまでにも入退院を繰り返していて、医師や看護師が何度も様子を見に来ては「あれしろこれしろ」と言われるのに、もううんざり。だから自宅でひとりでのんびり死にたいんだという、強い希望がありました。

ですから、人の出入りをできる限り減らしたいと、介護保険サービスは最小限を希望されていました。経過中に発熱があったときも、おそらく肺炎であったこともありましたが、「自宅で治療ができる範囲で治らなければ仕方ない」と、病院受診は断固拒否されました（そのときは幸い抗生物質の点滴で改善されました）。

だんだん動けなくなってきて、おむつになっても、「最近のおむつは性能がいいだろ？　だから大丈夫だよ」と、私の訪問診療のほかには、1日1回の訪問介護と週1回の訪問看護のみ。お伺いすると決まって笑顔で迎えてくださいますが、「ひとりは気楽でいいよ」と常々おっしゃっていました。寝たきりになり、床ずれを心配して介護ベッドをお勧めするも「布団がいちばん」と、もちろんお断りでした。

それから2週間ほどして、K茂おじいちゃんは、約束どおり畳の上で眠るように亡くなりました。おひとりさまの大往生をしっかりお見送りできました。

おひとりさまの在宅死と孤独死は別もの

ひとり暮らしで最期を迎える場合、介護士や看護師などが訪問中に息を引き取ることもありますし、おひとりで亡くなって、翌朝に訪問した看護師や介護士が見つけるという場合もあります。

ただ、いずれにしても在宅ケアに携わってきたチームみんなで支え見守った最期ですから、たとえ、おひとりのときに逝ったとしても、孤独死ではないのです。

また、ひとり暮らしの方が、おひとりのときに亡くなった場合でも、在宅医が関わっていて、老衰や末期がんなど死に至る病気の経過があり、その病気で亡くなったことが明らかであれば、在宅医は死亡診断書を発行できるため、自宅に警察が来ることはありません。

ですから、おひとりさまであっても、暮らし慣れた場所で、安心して穏やかな死を迎えることができます。

第4章

「納得いく最期」を迎えるための11の条件

条件

1

本人や家族が、病気の段階を理解する

現状理解があってこそ、最良の選択ができる

目の前に迫る死を受けとめるのは、どんな人にとっても簡単ではありません。病気の進行や、残された時間という事実に向き合うのは、誰だって怖いものです。それでも、ご本人やご家族がその病気や老衰について、治療したら治るものなのか、もう治らない段階なのか、今がどういう段階なのか、ということを正しく理解しておくことが、納得できる最期の時間を過ごすための、いちばん大切な条件になります。

「そんなの酷だよ」と思う方もいらっしゃるかもしれません。でも目を背けずに向き合うことは、最終的には「ぼちぼち、よかった」と思える結果につながります。

逆に正しい状況を知らずにいると、本意でない選択をしてしまったり、すぐ実行にうつせばできたはずのチャンスを逃してしまったり、後悔することになる場合が少なくないのです。

また、残されている時間がどのくらいなのかを知っておくことも大切です。とくに、がん終末期の場合は、一見、元気に見えても残された時間がとても少ないことがあるため、大切な時間をどう使うか考えていく上で大切な情報になります。

これは療養場所の選択、つまりどこでこれから過ごしていきたいのか、といったことにも大きく関係してきます。たとえば、ご家族が自宅で介護することが難しいと思っていても、あと数か月かもしれないとなると「仕事を休んで自宅で一緒に過ごしたい」という決断になることもあるでしょう。

現実を知るのはつらくもありますが、今の病気の段階を正しく把握することで、最期の大切な時間をどこでどう過ごしていくのか、最良の選択につながります。

勇気を出して聞いてみる

医師も、病気を治すことに必死です。治療できない壁にぶつかってもなお、他に何かできることがないか一生懸命考え続けます。そのために、治らないことをお伝えするのが、ぎりぎりの時期になってしまうことが少なくありません。

そのためもあってか「もう少しよくなったら○○しよう」とやりたいことを先延ばしにする患者さんをたくさん見てきました。思い通りに動ける時期はおそらくもう今しかないというときに、そのチャンスを逃すことになってしまうのです。

新たな病院探しや治療法探しに必死になっている間に死期が迫って、やりたかったことが何もできないまま最期を迎えてしまう方もいます。そうなって後悔しても時間は戻ってくれません。

20年前と比較すると、医療者が病名や病状、余命について、ご本人やご家族にお話しする方向になっていることは間違いありません。ですが、全員にすべてのことを話すことがいいとも限らないのが事実です。ですから、ご本人への心理的負担を考慮してお伝えしない選択がなされる場合もあります。

しかし本来、ご本人には「知る」権利があります。何も聞かずに逝ってしまうほうが幸せと思う方は無理に知る必要はないと思いますが、病状や余命をきちんと分かっていることで、比較的パワーのあるうちに、やりたいことをして、行きたいところに行く、自宅に戻りたければ退院して戻る、という選択をすることが可能になるのも確かです。

ですから、病状を知りたい、今の段階を聞きたいと思ったら、ぜひ勇気を出して医療者に聞いてみてください。「これからどうなるのか」「残された時間はどれくらいあるのか」「今、家に帰ることもできるのか」。そうすることで、より納得のいく最期の過ごし方につながると思います。

条件

2

「最期の過ごし方」をお任せしない

逝き方は自分で決める

どう最期を迎えたいか――。「先生にお任せします」とおっしゃる患者さんやご家族も、まだまだいらっしゃいます。

力になりたいのはもちろんですが、最期の過ごし方を決めるのは私たち医療者ではなく、ご本人とご家族で決めるのがいちばん望ましいと思います。

最期の時間をどこでどう過ごすかについて、きっとご本人ご家族それぞれの思いがあるはずです。実際の選択は、ご家族のサポートがどこまで可能か、経済的にどこまでできるか、など現実的な問題で変わってくるかもしれませんが、一番大切なのは、心の中にある思いです。

最期の時間は、誰もがはじめての経験ですし、人生の一大事です。そのため、わからないことや、説明を受けても実感できないことも多く、その選択にさまざまな迷いが生じるのは当然のことです。ですが、ご本人とご家族で、迷いながらも選択していくことが、納得のいく最期につながるはずです。

医療者には、選択肢をお示しすることと、みなさんの思いに添って意思決定をお手伝いすることぐらいしかできません。

ですから、私は、ご本人やご家族に「どこでどんなふうに過ごしたいか、まず話し合ってみてください」とお伝えしています。最期の過ごし方の答えは、ご本人とご家族の中にあるのです。

最期をどこで過ごすか

「最期は病院に行かなくてはいけない」とイメージする方も多いかもしれません。在宅医療が始まった患者さんの中にも、一度ご説明させていただいていても「最期は病院でしょ？」という思い込みが続いている方もいるほどです。

自宅で亡くなったら警察が来てしまう、という誤った認識も影響しているようです。

在宅医が関わっていて、老衰やがん終末期など死に至る病気の経過があり、その病気で亡くなったことが明らかであれば、在宅医は死亡診断書を発行できるため、自宅に警察が来ることはありません。

ですから、自宅で最期まで過ごしたいというご希望があれば、在宅医が関わることでそれは可能になります。

元気なうちから、考えておく

私たちはどうしても「死」を忌み嫌い遠ざけるような文化の中で生きています。でも、自分の人生の最期の時期を自分らしく過ごすことをもっと大切にしてもいいのではないかと私も日々実感しています。直面してからではなく、終末期医療の選択や、「死」について、元気なうちからゆっくり考えてみることはとても大切だと思います。

62ページでＡＣＰ（Advance Care Planning）＝人生会議をご紹介しましたが、そのような話し合いやプロセスを繰り返すことが大切なのです。

条件

3

思いは言葉にして伝える

自分がどうしたいかを伝える

最期の過ごした方を決める上で大切なのは、人生観や価値観から生まれてくる思いです。その思いを「言葉にして伝える」ことが次に大切なことです。思いを言葉にすることで、自分自身の中でもその思いを整理することができますし、言葉にしているうちに、自分自身でも気づいていなかった大切なものの真髄に気づくこともあります。

「家に帰りたい」「〇〇がしたい」と心に思っているなら、その思いを必ず誰かに発信してください。「家族なら言わなくてもわかってくれているはず」という考えは、往々にして間違うことがあります。親のことを考えていても、子供たちで意見が分かれることはよくあります。価値観は一人ひとり違うものですから、良し悪しがあるわけでなく、また、それぞれの思いが違うことも悪いことではありません。でも、大切なことを言葉にせず、わかってもらえているはず、という前提でいるのはとても危険なことです。

遠慮と気づかいはほどほどに

在宅医療に携わっていると、日々ご家族のさまざまな思いに遭遇します。そして多くの方が本当に言いたいことは胸にしまったまま我慢する傾向があると感じます。ご本人とご家族とが互いに気をつかうあまりに、本音を伝えられないのです。

たとえば、ご本人から「入院したい」という話が出たとき。

ご家族としては、最期まで介護するつもりでいたのに、入院したいと言われて大ショック。「やっぱり家じゃ不安なんだ……自分達じゃだめなんだ……」とがっくりきたものの、この時期にそんなことを言って本人につらい思いをさせるのもかわいそう。そこで、ぐっとこらえて入院の選択に同意。

でも、実はご本人の本音は「本当は入院なんかしたくない。ずっとこのまま家にいたいけど、動けなくなった自分がこのまま家にいたら家族に迷惑になる。家族に迷惑をかけないために入院したほうがいい」というものだったのです。

ご本人は、最後の結論だけ伝えてしまったのです。お互いがお互いを思いやるあまり、言葉が足りず、汲み取り切れずにぎくしゃくしてしまうのです。

でも、ふたを開けて両方の話を聞いてみたら「なぁんだ、全員が家で過ごすことを希望しているんじゃないか」と判明する。うそみたいな話ですが、これがけっこうよくあるのです。

遠慮と気づかいは美徳ではあるものの、最期を迎えるシーンでは、思いきって自分の思いを率直に言葉にする勇気を持ってください。自分の気持ちを伝えられないばかりにすれ違うのは、もったいないとしか言いようがないのです。

ときに迅速な対応が必要なことも

終末期の患者さんたちには残された時間が短いため、どこでどう過ごすかという決断を、迅速に行う必要があります。その方にとって明日はもうないかもしれないのが現実だからです。

そのため入院中の患者さんが「家に帰る」と心を決めたのであれば、退院に向けてつぎのアクションを超特急で進める必要があります。逆のこともあります。自宅にいて、訪問診療を終えて「じゃあ、失礼します」とお宅を出たあとに、患者さんの娘さんが慌てて追いかけてきて「先生、母がもう父の弱っていく姿をみるのが限界みたいです」となれば、すぐに入院の手続きをとることもあります。

何か思うことがあっとき、躊躇せず迷ったままで構いませんので、ぜひ私たちに伝えてください。気持ちは揺れるものですから、途中で変わっても大丈夫です。でも、その揺れる思いをすべて、私たち医療者にも教えてください。口に出して言ってもらえれば、誰かが動いて、きっと希望を叶えることができます。

条件4
ゴールは、穏やかに過ごすこと

病気の治療のように治そうと頑張らない

治療が可能な時期は、希望をもって「頑張って治そう」とすることは、とても大切なことです。でも回復が見込めない病状や老衰が進行している終末期は、「頑張らない」ということが大切になってきます。終末期に「治そう」と頑張ってしまうと、逆に大切な時間を失うことにもなりかねませんので、どちらかというと体力温存の方向にギアチェンジをしていくことを考えるのも大切な時期です。

身体が弱ってきたのは、食べないためではなく病気が進んだためです。動けないのは、リハビリが足りないからではありません。病気が進んで身体が弱ってきたからです。頑張ってうごくことで寿命を縮めてしまうことにもなりかねません。「省エネ」

で過ごしていただくのが、穏やかに過ごせる鍵になります。十分頑張ってきたので、今はゆっくり休むときなのです。

「頑張って」は本人を苦しめるだけ

残された時間が限られているのに、「頑張れ」とみなさんよくおっしゃいます。頑張って食べさせたり、寝たきりになっては大変だとリハビリで歩かせようとしたりしてしまうのです。でも周囲が「頑張ってモード」になると、つらくなるのはご本人です。「頑張れば、もうちょっとでもよくなるのでは」という願望を、死に行く本人に押しつけるのは、それこそ酷。自分の死期を察してもなお、ほとんどの方が「家族が応援しているから頑張らなくちゃ」とまわりの期待に応えようとして、無理をすることになります。

「抗がん剤はつらいからもうやめたいけど、家族がやってほしいから……」とおっしゃる方もいます。本人にはその気がないのに、周囲が「頑張って」と無理強いしてしまうと、現実がつらくなるばかりです。周囲が死を受け入れられさえすれば、ご本人は肩の荷が下りてラクになれることもあります。そして互いに支え合いながら、最期のひとときを過ごせるようになるのです。

原因を追求しすぎない

老衰で食事がとれなくなってきたり、歩けなくなってきたときに「お年ですから」と言われ、納得できなくて検査し続ける方がいます。本人が納得できなくてあちこちの病院を訪れるのはわかります。ただ、家族がそれをやり続けるのは、私は悲しいことだと思います。

たとえば、こんなケースはどうでしょう？

95歳の女性で、食事量が低下してきました。病気があるかもしれない、と外来を受診すると、医師に「検査しますか？」と聞かれました。

検査してもらうために病院に来たのに、なんでこんなこと聞くのかしら？

みなさんはどう思いましたか？

もし老衰の時期なら、検査でつらい思いをして、今より具合が悪くなるかもしれません。また、胃癌などみつかっても高齢ですと抗がん剤は使用できませんし、年齢的にも手術に堪えられる体力が十分にないため、治療そのものが無理ということになります。それであれば、検査自体必要がないかもしれない、様子を見ながら、食べられるものを少しずつ食べながら、穏やかに過ごす選択肢があってもいいのでは、と思うのです。

家族が病気の原因追求を使命に感じ、ご本人がつらくなるのは避けたいなと思います。

いかに心地よく過ごすか

穏やかに過ごすという目的では、病院と自宅での医療に差がほとんどありません。むしろ、自宅のほうがいいこともあります。

大切になるのは、いかにつらくなく心地よく過ごすかです。医療用麻薬を使って、患者さんの痛みや苦しみをとっていくのも重要なケアになるわけですが、まだまだ誤解があります。

つらい症状は医療用麻薬を使用して緩和できますが「怖い、危ない」という先入観のために拒否する方もいらっしゃいます。詳しくは第5章のQ5でお話ししていますすので、ぜひご参考にしてみてください。

こうした誤解を解いて正しい医療の情報を得ることも、幸せな看取りに欠かせない大切な要素です。

条件 5

病気や死を誰かのせいにしない

死は誰のせいでもない

とても残念ですが、最後の最後まで、亡くなったのは医療者のせいだとおっしゃるご家族もいます。

「うちの父の病気が治らないのは、先生が早くみつけてくれなかったからだ」「もっとできる治療法があったはずなのに……」という感情から逃れられない方たちです。

大切な人の死を目の前にして、誰かのせいにしないとやっていられないという気持ちが湧いてしまうのは自然なことだと思います。一時的な防御反応であれば、仕方がありません。

ただ、そのネガティブな気持ちが長引くと、ご家族も私たち医療者も苦しくなります。

死は誰のせいでもありません。どう頑張っても治らない病気はありますし、老衰や認知症は誰にも止めることができません。

頭ではわかっているけれど、気持ちがついていかないという方もいらっしゃるでしょう。けれども医療者を恨んだり、過去の治療を疑って資料をひっくり返してみても、何の解決策にもなりません。

それよりも、貴重な最期の時間を、いかに有意義に過ごすかに気持ちを切り替えて考えたほうが、ご本人もご家族もずっと救われるはずです。

現実を受け入れることは諦めじゃない

もちろん、希望を捨てなきゃいけないと言っているわけではありません。

もしかしたら新薬が見つかって、奇跡的に助かることを祈る気持ちがあるのは当然のことです。ただ、現実を受け入れることと、諦めることはけっして同義ではありません。

実際に死があと1か月ほどに迫っている場合、希望を持ちつつも、現実を受け入れて残った時間を大切に過ごせたほうが、みんなが幸せになれます。

いつまでも病気を誰かのせいにして引きずると、負の感情に負けて前向きになれず、苦しくなるばかりです。

残りの時間を受け入れたご家族は、とてもラクになります。「先生、今日は夫がたいやきを食べたいというから、買ってきたら一口食べてくれたんです」とうれしそうに報告してくださる方もいます。「今日は何を食べたいって言うかしら」とウキウキして残った時間を大切に過ごしているご家族の姿は、医療者にとっても救いです。

一方、「こんなはずじゃなかった。もっとリハビリさせればいいのに。もうすぐ死ぬかもしれないなんて、縁起でもないことを言うな」と、医療者に強くあたる方もいらっしゃいます。

どちらが幸せかは一目瞭然でしょう。

達観してほしいと言っているわけではありません。ただ、どんなに死にたくないと思っても、やはり死からは逃れられないのが人間です。誰かを責めて不満をぶつけたところで、現状は変わりません。

「どうしてこんなふうになってしまったのか」と嘆くよりも、受け入れて最期のひとときを充実させてほしいと願っています。

そうすることで、最期に「ああ、よかったね」と思える瞬間を迎えることができます。そして最期の時間を大切に過ごせると、実際にご本人が旅立ったあと、ご家族も穏やかな気持ちで死を受け入れることができるのです。

条件

6

本人と家族・身内で、できるだけ隠し事はしない

「本人が可哀想」は本当か？

本人に病気のことを話すのは可哀想だとおっしゃるご家族もいらっしゃいます。でも本当にそうでしょうか？　もちろん、なかには「何も知らないでぽっくり逝きたい」と言う方もいますが、身内や家族のあいだで隠し事があると、のちのちの不和の原因になります。

条件1でもお伝えしましたが、病状の段階の正しい理解をふまえた選択こそが、納得のいく最期につながります。

治るのか、治らないのかを知っているかどうかの違いだけでも、ご本人の意思決定は大きく変わるはずです。ご本人が治ると信じていたら、つらくても病院で治療して

元気になって帰ってきたいと思うでしょうし、こんな生活が何年もつづくんだったら家にいると迷惑だから入院したほうがいいと判断するかもしれません。

でも「治らない」とわかっていれば、選択は違うものになるでしょう。

ご本人を心配して病状を伏せておきたくなる気持ちもわかりますが、そのせいで互いに言いたいことが言えないまま最期を迎えてしまうことにもなりかねません。

「もうすぐよくなる。よくなったら○○しようね」というごまかしの励ましも悲しいものです。「こんなはずじゃなかった」という後悔をできるだけ残さないためにもご本人とご家族のあいだで、できるだけ隠し事をしないのが鉄則です。

隠し事で信頼関係が台無しに

ごまかしの励ましは、実際ご本人にも伝わってしまうことが多いです。さらに、「治してもらえると思っているのに、ぜんぜん回復しない」という状況では、医療者との信頼関係も壊れてしまいます。

「なんで、治らないの、どうして？」「嘘ついてるの？」と悲しいやりとりが続くことになってしまいます。

痛みを緩和する、つらくないように過ごせる治療はできたとしても、元気に動けるように回復していくための治療はなく、少しずつ病気が進んでしまうというときには、きちんとご本人にも伝え、隠さないほうがいいと私は思っています。

条件 7

医療・介護スタッフに心をひらく

まずは相談してみる

何か気になったことや、困ったことがあったら、まずは相談することが大切です。家族でとても悩んでいたけれど、ちょっと相談してみたら意外にすぐ解決できることがあるかもしれません。在宅医療や在宅ケアに関わる専門職の経験と知恵をぜひ頼ってみてください。相談することは、恥ずかしいことでもなんでもありません。パソコンを買い換えようと思ったとき、パソコンの詳しい友人に聞いてみるとあっという間にいろんなことが解決したりしませんか？　それに近い気持ちでぜひ気軽に声をかけてください。こんなことを聞いてはいけないんじゃないかと心配せず、まずは相談してみてください。

「患者と医療者」の前に「人と人」の関係

患者と医療者という関係であっても、お互いにやっぱり人と人。医師や看護師も医療者である前に人間です。できるかぎり、いい関係でいたいものです。

そのために大切なのがコミュニケーション。良好なコミュニケーションがとれていれば、居心地がよいだけでなく、気軽に相談もできますし、本音も語りやすいのではないでしょうか？

私たち在宅医療に関わる医師や看護師は、患者さんの住み慣れたご自宅にお邪魔させていただいて医療やケアを提供します。その方らしさのたくさんつまった空間で、その空気を感じながら、いろいろな思いを聞けたらと思っています。その思いは大切にしたいですし、できるかぎり寄り添っていきたいと思っています。

ですが、中には残念ながら「こっちはお金を払っているんだから」と言わんばかりの方もいます。医療は少なくとも7割が税金で賄われる公的で必要なサービスです。最期の過ごし方の希望をできるかぎり叶えることと、身勝手なわがままを聞くことは、似て非なるもの。あまり身勝手なコミュニケーションが続くと、私たちも人間ですからつらくもなりますし疲弊してしまいます。

ご本人とご家族の大切な時間を支えるチームの一員として、お互い信頼しあえる良い関係でいたいものです。

話し合いができることが必須

最期の時間の過ごし方を「決める」のは、ご本人とご家族の役目ではありますが、それを叶えていくために欠かせないのは、思いをちゃんと受け止めてサポートしてくれる医療スタッフの存在です。思いを支える医師や看護師が「しっかり話を聞いて、話し合えること」「医療者側の価値観やルールを押しつけてこないこと」、この2つは必須条件だと思います。心を開いて、話をしても、なかなか聞いてもらえない、医師や看護師が過ごし方を決めていってしまうと感じたら、そう感じたこと自体をまず伝えてみてください。それでも何も変わらないようであれば、二度とない大切な時間を後悔なく過ごすために、医師や看護師の交代を検討することも一つです。

条件

8

看取る人も後悔しないように

思い出は大きな支えになる

亡くなっていく人の意思も大切ですが、残されるご家族にとっての後悔を最小限にすることも、とても重要です。

みなさん、ご本人がどうしたいかばかりを気にされがちなのですが、患者さんが亡くなったあとも、思い出とともに生きていかなければならないのがご家族です。だから残される側にとっても悔いの残らないように、やりたいこと、やってあげたいと思うことを遠慮なくやってください。

自分の思いを伝え、実際に行動するのです。そのプロセス自体が、その後の大きな支えになります。

私自身、母の最期が近づいてきた7月のある日のこと、自分の「やりたい」を実行しました。もうだいぶ具合が悪くなって、今を逃したら外に連れ出す機会はないだろうという時期でした。本人はちょっと嫌がってはいましたが、車椅子でイトーヨーカドーに甚平を買いに行きました。母の入居している施設で開かれる夏祭りに、母と一緒に選んだおそろいの甚平で参加したかったのです。

本当に些細なことですが、この思い出は、私にとって今でも支えになっています。自分が最期にやってあげられてよかったと心から思えると、悲しさや寂しさが消えることはなくても、大きな癒やしになるものです。

夢のコンサートへ

「主人をコンサートにつれて行きたい」と奥さまからご連絡があり、看護師と私でコンサートへ同行したことがありました。がん終末期のご主人が大好きな演歌歌手のコンサートです。

ご主人は急に具合が悪くなるかもしれない病状で、ふたりきりで行くのはかなり厳しい状況でした。そのため、会場にも協力してもらい、酸素ボンベをつけた車椅子で、スタッフ通路を駆使し、舞台裏から階段なしで座席までたどり着ける道順を用意していただきました。

今振り返るとちょっとやりすぎだったかなとも思いますが、幸い、当日は無事に何事もなく楽しんで帰ることができました。

当時、ご本人は「もう無理に行かなくても大丈夫だよ」とおっしゃっていたようです。けれども「大好きな○○さんの生の歌声を最期に聴かせてあげたい」という、奥さまの強いご希望がありました。

ご主人が息を引き取ったのは、その1週間後でした。そのあとこんなお手紙を奥様からいただきました。「私の無理な夢を叶えていただき、今も感謝の気持ちでいっぱいです。Aホールでの○○さんのコンサートは、まさに奇跡でした」

後悔が残らないようにやりたいこと、やってあげたいことをするのは、ご本人のためだけではありません。残されたご家族にとって、その後を生き抜く力にもなるのです。

自己満足でもいい

ご本人に「何を食べたい？」「どこに行きたい？」と聞いてみても、もしかしたら「もう十分だから大丈夫だよ」という返事しか返ってこないかもしれません。

でも、もし看取る側が「これを食べさせてあげたい」「ここに連れていってあげたい」と思うなら、あくまでご本人に無理のない範囲で、やる選択もよいと思っています。自己満足かなと心配になるかもしれません。でも、その自己満足がおおいにその後のご家族を支えてくれることがあります。残されるほうにも、後悔しない選択が必要なのです。

条件 9

いなくなった「あと」のことも考える

経済的なことも話し合っておけると安心

奥さまが亡くなったあと、ご主人は通帳の場所も暗証番号もわからなくて……というテレビでよく目にする光景は、本当にあります。

そうは言っても、じゃあ、ご家族のほうから「もうすぐ亡くなりそうだから教えて」と端的に訊けるかといえば、それもなかなかむずかしいもの。

とてもデリケートな部分ですし、もちろん状況によりけりですが、できることなら、ご本人が自覚的に残される側のことを考えて、話し合う余裕を持てると理想的です。最期を迎えるまでの準備期間に話し合える状況をつくるのです。

患者さんのなかには、「あとで大変になるだろうから、今日中にお金をおろしてきて」

と自分からはっきり言うタイプの方もいらっしゃいます。「もう死期が迫っているというのに、奥さまがお留守なんてどうしたんだろう？」と思ったら、そう言われて急いで銀行に行っていた、ということもありました。

こうした実務の手続きは後回しになりがちですが、やはり残される側にとっては大きな問題になります。ですから、できるだけ早いうちに情報を残しておけると安心です。

のちのちもめ事になりそうな要因も、ご自分がまだ元気なうちに対策を立てておくべきだと思います。ご自分が亡くなったあと、年金や財産のことで家族がもめるのは何とも悲しいものです。

残される人の人生も大切にする

療養生活でのさまざまな選択についても、ご本人が亡くなった後に家族のそれぞれの人生が続くことをどうか忘れないでいてください。仕事は辞めずにいてください。困ったときはまわりに相談してください。相談することが苦手な人も多いように思います。ついプライベートなことだから家族の病気や介護のことを周りに言うなんてはばかられると思う方もまだまだ多いでしょう。でも相談をすることで、本当に目の前が開けることがあります。また自分が発信することで、誰かの助けになるかもしれません。介護なんて周りで誰も話してない、と思ったら、あなたがパイオニアになればいいのです。

条件

10

遠い親戚に気をつける

遠い親戚との付き合い方

ご家族が自宅療養を決意し、大変ながらも順調にケアができているというさなかに、突然横やりが入ることがあります。「遠い親戚」が在宅療養をしていると聞きつけて、「なぜ病院に連れて行かなかったのか」と責め立ててくるのです。

残念ながら、こうしたケースは少なくありません。自宅療養すると決めた過程や日常のケアの実状を知らない人ほど、身勝手にあれこれ口を出してくるのです。そのせいで、せっかく苦労して積み上げてきた環境がガラガラと崩れてしまうという悲しい現実をいくつか目にしてきました。

このような状況を防ぐためには、何か意見のありそうなご親族やステークホルダーを事前にしっかり把握しておく必要があります。私もご家族には「遠い親戚などで、何かあったときに干渉してきそうな方はいらっしゃいますか？」と訊くようにしています。

たいていの場合、在宅医療に対する理解がほとんどないために、「家なんかじゃまっとうな医療が受けられるはずがない」とか、「放置しておくだけなんじゃないか」という非難が多いように思います。

しかし実際は、終末期において、在宅医療で受けられる医療は、病院で受ける医療とほとんど変わりありません。むしろ患者さんやご家族に寄り添った繊細なケアができるので、ご家族に日々の生活にかかる負担を引き受ける心積もりさえあれば、在宅医療で十分な医療が受けられることをお伝えしていくことで、ご理解いただけることもあります。

最優先すべきは「当事者」

今の現状は、これまでにいろいろなことを考えて選択してきた結果です。

そして、その選択は、これまでの人生の経験と価値観の結果生み出された選択で、ひと言で説明できるものでもないですし、近しい家族でも意見の違いはあります。

先日、そろそろ亡くなりそうな患者さんの二人の息子さんと私で、点滴をするべきか否かという相談をしていました。

たまたま、長男さんは奥さまをがんで亡くされていて、人が亡くなる際のケアがどうあるべきかをよくご存じでした。そのため長男さんは点滴をしないことをご希望されていましたが、次男さんは、そうした経験がなく、「点滴をしない」という判断にとてもショックを受けたようでした。

ともに介護し、ケアの日常を見ている当事者のご家族の中でも意見の相違が生まれます。遠くにいる親戚であるなら、意見の相違は当然のことでしょう。

普段の状況を知らない人が垣間見ると、こうした繊細なケアの理解が得られないことは十分考えられます。無関係な人ではありませんから、締め出してしまうのではなく、できるだけ事前に説明して理解を得ておけるとよいでしょう。

ですが、最終的には、誰が何を言ってこようと、優先すべきはご本人と当事者であるご家族。そのことを忘れないようにしてください。

条件

11

「後悔しない死」を求め過ぎない

■「生き方」にも「逝き方」にも正解はない

死に、完璧を求める必要はありません。どんなに一生懸命に生きていても、後悔がまったくないという人はおそらくいないでしょう。もちろん完璧な人生を送れたらいいですが、後悔のひとつやふたつは誰にでもあるものです。

生きていれば、日常的にいろいろなレベルの後悔がたくさんあります。たとえば、ファミレスでものすごく悩んでメニューを選んだけれど、結局は友だちが頼んだもののほうが美味しそうだったといった小さな後悔から、大学受験の失敗や人間関係でのトラブルなどの大きな後悔までいろいろあるでしょう。

だから、死ぬときだけ後悔しないというのは、無理な話です。

これまで８００名以上の方を看取ってきましたが、死に方にはその人の生き方があらわれるものだと感じています。

ご自分の最期をどう受けとめるかは、それまでの人生をどう受けとめてきたかによります。最期まで「どうして自分ばっかりこんな目に……」と嘆く方もいれば、一方で「病気のおかげで、こんなふうに娘が自分のために時間を作ってくれたわ」とおっしゃる方もいます。

後悔も思い出の一部になる

ご家族の受けとめ方は、さらに後悔が伴いやすくなります。「もっとああしていれば、こうしていれば」という気持ちは尽きないかもしれません。

それでも、そのときその瞬間に決めたことが、その時点のベストな決断だった――そう信じられる力量こそが、実はいちばん大切なのではないかと思っています。正しい逝き方に定義はないのですから、受けとめ方次第とも言えます。

同じ最期を前にして「最善を尽くせたな」と思えるのか、「くそぉ、何が悪かったんだろう」と後悔しつづけるかは、その人しだいです。

ただ、そもそも後悔することは悪いことではありませんし、めずらしいことでもありません。自分ができるベストだったと信じて、後悔さえもいい思い出に変えてほしいと思います。

感謝の気持ちや幸せに対する感度を高めておくのも、死と向き合う家族にとっての大事な要素だと思います。

第5章

ここが知りたい 在宅医療Q&A

Q1 どのような病気が在宅医療に適していますか？

どんな病気でも「ひとりで通院できない方」が対象

どのような病気でも大丈夫です。在宅医療が受けられる方は、「ひとりで通院するのがむずかしい方」が対象となっていて年齢や病気や障がいについての決まりはありません。ですから病院や診療所に通うのが難しい状態の方であれば、どんな病気でも何歳であっても利用できます。

たとえば、脳梗塞で麻痺があって車椅子で生活されている方や、膝が痛くて家の中は何とか歩けても、外を一人で歩くことがむずかしい方、歩くことはできるけれど一人で診療所にたどりつくことができない認知症の方なども、在宅医療の対象になります。ですから、在宅医療＝終末期というわけでは決してなく、車椅子生活になったことをきっかけに在宅医療がはじまった方では、もう10年以上も在宅医が関わっているということもあります。

基本は、「ひとりで通院するのがむずかしい方」が対象となりますが、がんの終末期の方は、ひとりで通院できなくなる状態になってから残された時間が少ないため、通院できている時期から、病院主治医より勧められることがあります。

病院は病気と闘うところ

在宅医療がはじまったら、病院に行けなくなるわけではありません。

病院の受診が必要なときは、在宅医からの紹介状をもって介護タクシーなどで受診することができます。

病院を受診するのは、「病院でないとできない」理由があるときです。診断のためにCTやレントゲンなどの検査が必要であったり、手術をはじめとした病院でしかできない治療が必要な場合になります。

同じ病気でも、時期によって、病院で病気を治してもらうのか、自宅で病気と付き合っていくのかで異なります。たとえば脳梗塞の場合、発症してからすぐは、病院でしかできない治療やリハビリがあります。ある一定の期間が過ぎて状態が落ち着くと、病名は脳梗塞のままですが、自宅で病気と付き合っていく時期になります。ですが、もしまた、再発するようなことがあったら、病院で治療することで改善する可能性があるため、すぐに病院受診をお勧めすることになります。

自宅で病気と付き合いながら暮らしている間に、病気と闘うことが必要な時期が出てくる可能性は常にあります。その時期を適切に見極め、病院受診のコーディネートをするのも在宅医療の大切な役割になります。

自宅で最期を過ごすときには必要不可欠

がんの終末期だけでなく、老衰や他の病気でも終末期となった場合は、在宅医療を始めておくことをお勧めします。自宅で最期まで過ごすことを希望される方はもちろん必須ですが、終末期の患者さんで、最期は病院に行きたいと思っている方でも、いつそのときが訪れるかわかりません。終末期の症状緩和や、状態変化に対して療養生活の相談もできるよう在宅療養支援診療所からの訪問診療と、24時間体制の訪問看護を開始しておくことをお勧めします。

ここでひとつ気をつけておきたいことがあります。ひとりで通院できない状態であれば誰もが在宅医療を受けることはできますが、「在宅医療を受けられる＝在宅療養が継続できる」ではないということです。在宅医療を受けられても、その方の病状や介護するご家族の状況次第で、病気と付き合いながらの暮らしを継続できないこともあります。

介護保険サービスをめいっぱい上手に利用したとしても、暮らしを継続することがむずかしいことがあります。また、病状や介護環境によっては、在宅療養が最良の選択とも限りません。「在宅医療を受けながら自宅で生活できるか」については、患者さんご自身の希望と、介護する側の希望をよくすり合わせたうえで、無理のない選択をしていくことが大切だと思います。

Q2 自宅で最期を迎えるには、どんな準備をしたらいいですか？

「自分はこうしたい」をまず見極める

これまでにも繰り返し述べてきたように、いちばん大事な準備は、ご自分が最期の時間をどう過ごしていきたいのかをはっきりさせて、気持ちを整理しておくことです。大切なのは、そこだけと言っても過言ではありません。

「自分はこうしたい」というイメージさえしっかり決まっていれば、相談することで、イメージが現実のものになっていきます。人が人をつないでくれるシステムが整っていますので、もし自宅で過ごしたいという気持ちが少しでもあったら、ご自分の状況に合った相談先をつぎから選んでください。

・かかりつけ医がいる→その医師に相談する
・ケアマネジャーがいる→ケアマネジャーと相談する
・病院に通院している→病院の相談室（地域連携室・支援室など）に相談する
・まだ何もしていない→お近くの地域包括支援センターに相談する

今後の段取りをすべて自分で考えなくても、まず相談してみるというスタートで、まったく問題ありません。そこで「最期の時間はこう生きたい」「死ぬときはこうありたい」という意思をしっかり伝えることができれば、手続き的な部分は自ずと進んでいくことになります。

どんな介護保険サービスがあるかを知っておく

実際に相談する段階になれば教えてもらえることですが、訪問看護や訪問介護、デイサービスやショートステイなどあらかじめ介護保険で使えるサービスにどんなものがあるのかを知っておくと、具体的にイメージしやすくなって安心です。

相談する前に動いてしまうと、もったいない場合もあります。第1章でもご紹介したように、車椅子や介護ベッドなどの福祉用具は、介護保険でレンタル利用ができます。ポータブルトイレやシャワーチェアなどは購入になりますが、介護保険を使って自己負担割合分で安く購入できます。保険を使わずお店で購入してしまうと高額になってしまいます。レンタルされるものは、お金の面だけでなく、体調に合わせて交換できるメリットもあります。病気の進行や体の状態に合わせて、その時々に合ったものにするには、機動力があるレンタルのほうがおすすめです。

詳細まで勉強する必要はありませんが、「必要なものはだいたい介護保険でそろう」「まずは、ケアマネジャーさんに相談する」ということだけでも知っておければ、慌てて無駄にお金を使うこともなくなります。

Q3

在宅医療のクリニックは どうやって選べばいい？

主治医に相談、地域の口コミも聞く

かかりつけの先生や、ケアマネジャー、地域の口コミも聞いてみましょう。すでに介護保険のサービスが入っていたら、その事業所の方に聞いてみてもいいでしょう。長年お世話になっている診療所が実は在宅療養支援診療所ということもあります。そのまま在宅医療にはいってもらえることもありますし、そこから紹介してもらえるとスムーズです。

クリニックの探し方

在宅医療を受ける上で、特に自宅で最期まで過ごす（自宅で亡くなる）ことを考えている場合は、24時間体制が整っている在宅療養支援診療所に依頼するのがよいと思います。また、同じ在宅療養支援診療所でも、医師の専門性や外来診療とのバランス、併設されている施設やサービス事業所（訪問看護ステーションやデイサービスなど）などによって、診療所の特徴があり、その強みはさまざまです。看取りはほとんど行っていない、がん終末期患者はほとんど診ていないという可能性もあります。したがって、がん終末期の方は、看取りの実績、緩和ケアの実績などを評価された「在宅緩和ケア充実診療所」と認可されている診療所で探すのも一つです。

一つの診療所から訪問診療に行くことができる範囲は、診療所のある場所から半径16キロ以内と法律で決まっています。エリア内であっても、患者さんがいっぱいで引き受けられない場合もありますので、まずは問い合わせをしてみましょう。

ご自分の住む地域で、どんな在宅医療が可能なのかを早いうちから知っておくことは、ご家族にとってもご自分にとっても、安心材料になるはずです。

「ご本人に合う」のがいちばん

自宅に来てもらってお付き合いすることになる医療機関ですから、やはり「ご本人にいちばん合ったクリニック」を選びたいもの。

医師と患者といえども、やはり人間どうしですから相性もあります。お互いに正直に本音でコミュニケーションできたほうが、その後もスムーズに進むはずです。もしも、どうしても相性が合わないときには、診療所を変更するのも一つのやり方かもしれません。

Q4

お医者さんに「状態が悪いので家に帰れません」と言われました

必ず自分の希望を伝えよう

病院の医師から「状態がよくないので、退院するのはむずかしい」と言われた場合、もし、家に帰りたくない方なら「ラッキー」です。基本的には長期の入院はむずかしい時代ですから、ありがたいと思って入院しているのがいいと思います。

一方、病院側の医療者が在宅医療の実際をあまりよく知らないために退院することがむずかしいと言われている場合や、退院後に介護するご家族の負担を気遣って入院継続の方針を提案されていることもあります。ですから、もし、自宅に帰りたい気持ちが少しでもあったら、いまの状態が病院にいることで改善する可能性があるのかどうかを、まず確認してみてください。もし、病院にいてもよくならないのであれば、状態が悪いからこそ、早めに退院する選択肢を考えたほうがよいかもしれません。また同じように、残された時間がどのくらいあるのかどうかも、聞いておいたほうがよいでしょう。

自宅で亡くなる可能性も含めて、自宅に帰りたいと思うなら、躊躇する必要はありません。ぜひ病院側に「帰りたい」という意思を伝えてください。

Q5

家でも痛みをとってもらえるのでしょうか？

病院と同じ緩和ケアができる

在宅医療でも、痛み止めに使用する医療用麻薬は病院と同じように使えると思っていただいて大丈夫です。万が一、薬が飲めなくなってきた場合にも、病院と同じように注射に切り替えてそのままご自宅で緩和ケアを継続することが可能です。

ですが、在宅医の中でも、緩和ケアの経験があまりない医師もいます。注射への変更は対応していない場合や、医療用麻薬そのものを処方しないと言われてしまう可能性もあります。がん終末期患者さんの在宅医をさがす場合は、在宅緩和ケア充実診療所に依頼するとよいでしょう。

医療用麻薬は怖くない

「麻薬」という言葉に不安を感じる方もいらっしゃると思います。ですが、医療用麻薬は、安全に使うことができるとてもよいお薬です。症状を緩和するためになくてはならないお薬なのですが、「中毒になる」「寿命が縮まる」「モルヒネを使ったらもう終わり……」といった誤解をされていることがよくあります。

また、医療用麻薬は、がんの痛みに対してのみ使われるものと思われがちですが、がん以外の病気でも、普通の痛み止めでとることができない痛みがある場合や、難病の方の息苦しさを緩和するために使われることがあります。

ですから「亡くなる前に使う薬」ではありませんし、「モルヒネですっと逝かしてもらう」という薬でもありません。

痛みや息苦しさというのは、本当につらいものです。そのつらさを取りのぞくことは最優先されるべきことです。痛みがつづくと眠れませんし、食べられなくなることもありますし、いつもの日常生活をおくること自体がつらくなってしまいます。痛みは心のつらさにもつながります。痛みがある中で、何かを考えることはむずかしくなりますし、この痛みがいつまで続くのかという不安は、痛みそのものよりつらいと言われるほどです。

ですから医療用麻薬を適切に使って、そのつらい症状をできる限りとりのぞいていくことが大切です。患者さんの生活の質が改善するのはもちろん、気持ちも前向きになって、生きていることを楽しむ余裕も生まれくるのではないかと思います。

そもそも緩和ケアとは

「緩和ケア」の理解にも、少し誤解があるかもしれません。

緩和ケアは、がんの患者さんや、死が近づいている人だけのものだと思われがちなのですが、そうではありません。

緩和ケアというのは、痛みをはじめとするつらい症状をやわらげて日々のＱＯＬ（生活の質）を向上させるためのケアですから、死期が近い患者さんだけでなく、どんな病状にある人にも必要とされている医療です。

治療ができなくなったら、緩和ケアに「切りかえる」という考え方が主流だった時代もありました。ですが現在は、緩和ケアと治療は「最初から並行しておこなうもの」

という考え方に変わっています。つらい症状をやわらげるケアは、どんな病気であっても、どの時期であっても行われるべきケアといえます。

ですから、がんと診断されたときに、すでに痛みがあるようだったら、最初から痛みをやわらげるために医療用麻薬を使うことがあっても問題ありません。緩和ケアは、決して死を待つ人のケアではないということを、知っていただきたいと思います。

「つらい」「痛い」「苦しい」という状態は、気力も体力も奪います。早い時期から上手に薬を使って、つらさや痛みをしっかりとって暮らしていたほうが、生活の質がよくなるだけでなく寿命も延びたという研究結果もでています。つまり、早期から緩和ケアをしっかり受けるほうが長生きにつながるということになります。

緩和ケアは、最期のときだけのケアではありません。痛みやつらさのない生活をおくるために、早期から開始することが大切なケアです。

Q6 臨終のときに、先生は来てくれますか？

看取りは家族だけの大切な時間

ご自宅で亡くなるときには、その最期の瞬間に医師や看護師が立ち会うことは少なく、ご家族だけで看取ることがほとんどです。そして、ご家族から、呼吸がとまった連絡を受けてから訪問し、死亡確認を行ったあと、死亡診断書をお渡しします。この流れで法律的にもまったく問題はありません。

ご家族だけで看取ると聞くと心配になる方もいらっしゃるかもしれないのですが、ご家族には、あらかじめ、これから起こりうる体の変化、また、亡くなる直前の呼吸の変化などについてお伝えし、心の準備をしていただくようにしています。

残された時間が週～日単位になってくると、声をかけると目をあけて会話もできますが寝ている時間が長くなってきて、食事量が減ってきます。

また、尿の量が少なくなってきて、つじつまの合わないことを話すようなことも出てきます。少し興奮気味に寝返りをうったり、手足を動かすこともあります。つじつまが合わないお話をされたり興奮気味になってつらそうなときには、お薬でつらさをとることができます。

残された時間が日〜時間単位になってくると、声をかけても目を開けなくなってきます。ハーハーと呼吸が大きく荒くなってきて、10〜20秒程度一時的に呼吸が止まることがあります。一時的に呼吸が止まると、そのあとはより大きくハーハー呼吸をして、また止まるということを繰り返します。

さらに最期のときが近づいてくると、肩を動かす呼吸になってきて、だんだんと口も一緒に動く呼吸になってきます。この頃にのどがゴロゴロすることがありますが、お顔が穏やかで、眉間にシワがよってなければ苦しくありません。下顎呼吸といわれるあごを上下させるようになってきたら、最期のときがとても近くなっています。手を握り返したり、言葉を発したりすることはもうありませんが、耳は聞こえていますから、お話をつづけながら見守るのがいいと思います。

最期の瞬間はとても大切な時間ですから、そこで慌てて医師や看護師を呼ぶ必要はまったくありません。お声がけしながら、呼吸が止まるのを見守っていただいた後、訪問看護ステーションもしくは在宅医（そのとき、お伝えされている緊急連絡先）に連絡してください。急ぐ必要はありません。

以前に一度だけ、患者さんが夜中に亡くなった翌朝に、ご家族から連絡をいただいたことがありました。「いやあ、先生も忙しいし起こしちゃ悪いと思ってよ。もう死んじまったから急ぐことはねぇと思って、朝までみんなでじいちゃんに祝杯あげてやってたんだ」と息子さんからの連絡でした。お酒が大好きだったご本人へのご家族の素敵なお見送りだったと思います。普段は、呼吸が止まったときにご連絡をいただいて訪問しますが、この場合も法律上はまったく問題ありません。

Q7

最期の瞬間はわかりますか？
周囲はどう対応すればいいですか？

呼吸が止まったら連絡を

先述したように、私たちに連絡をするタイミングは、呼吸が止まってからで大丈夫です。呼吸が止まったかどうかの確認はむずかしくありません。今まで動いていた口や胸の動きが止まるので、みなさん見守っているなかで、わかることが多いようです。「呼吸が止まったかもしれない」とお電話をもらって行ってみると、まだ呼吸があったということもありましたが、それでも何も問題はありません。「呼吸が止まったみたい」と思ったときにお電話いただければ大丈夫です。

また、呼吸が止まる瞬間を必ずしも見ていなくてはいけないということもありません。一晩中起きて見守っている必要はなく、もし、夜中にひとりで静かに息を引き取った場合でも、翌朝ご家族が気づいたタイミングでお電話をいただくことで何も問題はありません。

逝く瞬間は本人が選ぶ

科学的な根拠があるわけではないのですが、「亡くなる瞬間は、その人が選ぶ」という気がしています。私だけなく、同じような感覚をもっている医療者がほとんどではないかと思います。

息を引き取る瞬間に立ち会っていないと後悔してしまう、間に合わなかったと思う方がまだ多いのですが、どんなに張りつめて見守っていても、ふっとした瞬間に、ご本人が逝ってしまうことがあります。

実際、ベッドサイドでじっと見守っていたにもかかわらず、ご家族がさっとお風呂に入っている間や、トイレに行っている一瞬の隙に旅立たれてしまうこともありました。

たくさんの人が見守っているなかで、みんなが目を離した一瞬で亡くなる方もいますし、逆に1日に数回しか介護士が入らない方で、ちょうど介護士がいる時間に息を引き取るひとり暮らしの方もいます。

そういう状況をたくさん知ると、「どうやらご本人はみな、ご自分が逝きたいときに逝くようだ」という結論にいたります。最期を見てほしいと思う方は見てもらえる環境で亡くなるし、ひとりで旅立ちたい方はおひとりのときに逝くのです。

残される側にはどうしても悔いが残りがちですが、ご本人が選んだのですから、それでいいのです。だから夜中じゅう、呼吸しているかどうかをじっと見つめている必要もありません。ご家族が日々の暮らしをいつもどおりのペースでやっているほうが、ご本人も安心するのではないかと思っています。

最期の瞬間に立ち会うことが、大事なわけじゃない

もちろんご家族側にも、この話で納得できる方とできない方がいらっしゃいます。「あのとき、私が買い物に行かなければよかったのに……」とずっと気にしている方もいますし「ああ、そうか、あの人らしいね」と納得できる人もいます。それはその人の悲しみへの向き合い方ですから、無理に変える必要もないと思います。

ただ、お伝えしたいのは「最期の瞬間に立ち会うことが、いちばん大事なことでは

ない」ということです。大切なのは、ご本人に関わってきた時間すべてであって、呼吸が止まるその最期の瞬間を見届けることではないはずです。

隣で一緒に寝ている間に息を引き取ることがあっても一緒に過ごしていたことには違いありません。「隣でお母さんが寝ていたから、お父さんも安心して逝けたんだね」と思います。

大切なのは、逝く瞬間よりも、一緒に過ごしてきた時間のほうです。

Q8

亡くなったあとはどうすればいいですか？

エンゼルケアを行う

エンゼルケアは亡くなった後に行うケアのことで、身体を拭いたり髪を洗ったり、ひげをそったり、着替えをしたりといった死後のケアすべてをさします。

エンゼルケアは、訪問看護師が行うか、葬儀屋さんでやってもらうことができ、どちらに頼んでも構いません。

ご自宅で訪問看護師が行う場合は、希望があればご家族も一緒に行うことができます。

私の場合は、死亡診断が終わったあとに「このあとのことを何か決めていますか？」とまず聞いてみて、エンゼルケアについてもうかがうことにしています。

とても現実的な話になりますが、訪問看護で行うエンゼルケアは保険外で自費扱い（5000円～20000円程度）になります。もし、葬儀屋さんと決めているプランの中に湯灌《ゆかん》（体を洗い清める儀式）が含まれている場合には、二重の費用負担となってしまうため、再度確認してもらうようにしています。

葬儀屋さんが動くには死亡診断書が必要

現在、死亡診断ができるのは医師のみです。死亡診断がされないと、葬儀屋さんは動くことはできません。まずは、在宅医が死亡診断を行い、死亡診断書をもらってから葬儀屋さんに連絡をします。

葬儀屋さんも24時間体制で動いていますので、亡くなった時間にかかわらず連絡がとれます。どこで安置するか、葬儀の日程など、亡くなった後の段取りは、すべて葬儀屋さんとご相談することになります。ご自宅でしばらく安置する場合は、ドライアイスをご自宅まで持ってきてきれいに整えてくださいますし、葬儀屋さんに安置する場合は、お迎えに来てくれます。連絡をすれば、あとの段取りは進んでいきますので心配いりません。

在宅医が関わっていれば警察の連絡は不要

何度かお伝えしてきていますが、在宅医が関わっていて、老衰やがん終末期など死に至る病気の経過があり、その病気で亡くなったことが明らかであれば、在宅医は死亡診断書を発行できるため、警察への連絡は不要です。

医師法第20条「但し、診療中の患者が受診後二十四時間以内に死亡した場合に交付する死亡診断書については、この限りでない。」という文面がときどき誤解されていることがあります。これは、亡くなる24時間以内に必ず医師が診察をしていなくてはいけないという意味ではなく、経過中の病気で亡くなったことが明らかで、もし診察から24時間以内に呼吸停止した場合は、改めて診察しなくても死亡診断書が発行できるという意味です。ですから、亡くなったときに24時間以内に在宅医が来てなかったからといって心配する必要はありません。

Q9 在宅死で、当事者と周囲に必要な心構えはなんでしょうか？

気持ちが揺れ動くのは当たり前

自宅で最期まで過ごす場合、やはりいちばん大切なのは病状への正しい理解です。ご本人が直面している状況――残された時間がどれぐらいで、今後どうなっていくのかなど、少なくともご家族はしっかり知っておく必要があります。

そのうえで、どんな過ごし方がいちばんその人らしくて、自然なかたちなのか、またご家族がどうしたいのかを、ご自分たちで選択することが非常に大切だと思います。

そしてその希望を必ず、医療者に伝えてください。入院中で、もし帰りたいならそれを必ず伝えていただきたいのです。いったん自宅で最期までと決めても、状況が変わることはあります。ですから「やっぱり病院に戻りたい」が、あってもいいのです。

私は、患者さんやご家族にも、つねにこうお伝えするようにしています。

「今決めたことを、最期までつらぬかなくちゃいけないことはありません。状態が変わってきたら、今とお気持ちが変わるのは当然ですし、よくあることです。ですから、そのときは、必ずまた教えてください」と。

自分自身の死期、あるいは大切な人の最期という経験したことのない一大事を目の前にして、ご本人もご家族も心情が揺れ動くのは当然のことです。しかも予測のつかないことを想像して、今ある情報から先のことを選択するのは、普通に考えてもむずかしい作業です。たとえ事前に「もうすぐ動けなくなりますよ」と言われて想像していたとしても、実際に動けなくなったときには、まったく違う感覚が襲ってくるかもしれません。完璧に先々を想定して準備することなど、誰にもできないことです。

ですから選択は、いつでも変わっていいのです。ただ変わったときに、遠慮せずに「伝える」ことが、とても大切です。

もうひとつは、自分の「受けとめ力」を鍛えておくことかもしれません。もちろんどう受けとめるかはその方の自由ですが、受けとめ方によって最期の時間の過ごし方の質が変わってくる気がします。

大切な人がいなくなる悲しみや喪失感は相当なものです。でもそこで「悲しい。寂しい」と悲しんでいるだけでは、せっかく一緒に過ごせる大切な時間がもったいないと思います。「なんで病気になったんだろう」「あのとき、何か見逃されたんだろうか」と過去をほりかえしても、今を変えることはできません。過去に向き合う時間は、今この大切な時間をどう過ごすかを考える時間に切り替えていただけたらと思います。

それこそ、お母さんの得意料理のレシピをひとつでも伝授してもらったり、一緒にやりたかったことを実行に移すなど、前向きな時間の使い方に転換できたほうが、お互いに幸せになれます。ご本人のことも、もちろんとても大切ですが、ご家族にとっても悔いが残らないように、時間を使っていただきたいと思います。

一歩を踏み出してみて、決めればいい

病気や障がいを抱えながら自宅でおくる療養生活は、在宅医療や在宅ケアのサポートを受けるとはいえ、ご本人・ご家族にとっては不安がたくさんあると思います。まして最期まで自宅で過ごすと考えると、新たな心配ごとも出てくるでしょう。ですが、自宅療養＝在宅死ではありません。まずは、在宅医療の一歩を踏み出してみてくださ

い。自宅では、「患者」ではなく、「家族の一員」として暮らせますし、今までの暮らしのリズムを崩さずに生活できるのが、自宅療養ならではの魅力です。

自宅での療養生活をはじめてみると、大変そうだと思えていたことが実はそうでもなかったり、できると思っていたことが意外と難しかったり、やってみてはじめてわかることがたくさんあるはずです。ですから、「やってみてダメだったら、またつぎの手を考えればいい」という柔軟な気持ちで、はじめてみましょう。

そして、困ったことがでてきたら相談してください。関わっている専門職チームがきっと一緒に解決策を考えてくれるはずです。もし、自宅療養の継続が難しくなった場合でも、様々なアイディア、新たな選択肢があると思います。医師、看護師、ケアマネジャー、ソーシャルワーカーなど、相談にのってくれる人はたくさんいます。抱え込まずに、ぜひプロを頼ってください。

在宅死まで決断ができなくても、「できるだけ自宅で過ごしたい」と思ったら、在宅医療・在宅ケアをうけながら自宅で療養生活をはじめるという第一歩をぜひ踏み出してください。支えてくれるプロが、みなさんの地域にも必ずいるはずです。

おわりに

みなさま、ここまで読んでいただき本当にありがとうございました。

母の病気がもう治らないとわかったとき、医師としては、その病状や死期が近いことは十分に理解できていたはずでしたが、娘としての私は、母の状態に一喜一憂する毎日でした。もう、どれだけ泣いたかわかりません。

大切な人が亡くなるのは、とてもとてもさみしいことです。ですが、いつか必ずどんなに避けたくても、その別れはやってきます。

残す側も残される側も、とてもさみしいけれど、避けられない事実であれば、どちらも幸せでありたい。そのために、まずは「死」について考えることが大事なのではないかと思うのです。

母を見送ったとき「これでよかったな。パパの大仕事が終わった」と父。たのもしく思うとともに、想像もつかなかったひと言でした。たとえ家族であっても、思いは本当に人それぞれと実感しました。

それぞれの人生観と価値観の上に、それぞれの生き(逝き)方があります。お互い違うからこそ、それぞれの思いを言葉で伝え、一緒に考え、さまざまな選択肢の中から迷いながらも決めていくことが大切です。今回それを多くの方に知っていただきたくて、この本を書かせていただきました。

出版にあたり大和書房の林陽一さん、アップルシード・エージェンシーの鬼塚忠さん、遠山怜さん、編集協力の山本貴緒さん、澄乃会の堤円香さんに深く感謝いたします。重ねて、よく悩み、よくへこむ手のかかる私をいつも支えてくれている澄乃会の仲間達と地域のみなさん、キャトル・リーフの仲間達に感謝の気持ちを込めて。

令和3年3月1日

中村明澄

中村明澄 なかむら・あすみ

在宅医療専門医・家庭医療専門医・緩和医療認定医。

2000年東京女子医科大学卒業。国立病院機構東京医療センター総合内科、筑波大学附属病院総合診療科を経て、2012年8月より千葉市の在宅医療を担う向日葵ホームクリニックを継承。2017年11月より千葉県八千代市に移転し「向日葵クリニック」として新規開業。訪問看護ステーション「向日葵ナースステーション」・緩和ケアの専門施設「メディカルホームKuKuRu」を併設。緩和ケア・終末期医療に力をいれ、年間100人以上の患者の方の看取りに携わっている。病院、特別支援学校、高齢者の福祉施設などで、ミュージカルの上演をしているNPO法人キャトル・リーフも理事長として運営。本書が初の著書となる。

「在《ざい》宅《たく》死《し》」という選《せん》択《たく》

納《なっ》得《とく》できる最《さい》期《ご》のために

2021年4月1日　第1刷発行

著者　中村明澄《なかむらあすみ》
発行者　佐藤 靖
発行所　大和《だいわ》書房
東京都文京区関口1-33-4
電話 03-3203-4511

ブックデザイン　岩永香穂(MOAI)
編集協力　山本貴緒
撮影　海老澤芳辰(Lingua franca)
ヘアメイク　杉山ミキ
著者エージェント　アップルシード・エージェンシー

本文印刷　厚徳社
カバー印刷　歩プロセス
製本所　小泉製本

ISBN 978-4-479-01224-5
乱丁本・落丁本はお取り替えいたします。
http://www.daiwashobo.co.jp/